整容级头部按摩

不打针、不动刀，徒手打造抗老脸

［日］

村木宏衣

著

赖惠铃 译

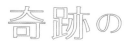

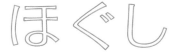

科学技术文献出版社

SCIENTIFIC AND TECHNICAL DOCUMENTATION PRESS

·北京·

目录　CONTENTS

PART 1

以村木式"头部按摩"对抗三大松弛部位
只需十秒就能紧实法令纹、上眼皮、轮廓线！

PART 2

村木式"头部按摩"+"脸部按摩"
可消除让脸"看起来显老的信号"

PART 3

村木式"头部按摩"
可改善白发、脱发问题

PART 4

"按压头部的穴位" 可以让身心处于平静安稳的状态

PART 5

放松僵硬的背部和颈部 有助于提升 "头部按摩" 的效果!

PART 6

养成不让头部紧绷的生活习惯

前言

最近觉得法令纹愈来愈明显，鱼尾纹愈来愈碍眼，轮廓线愈来愈松弛……这其实是头部僵硬紧绷的信号。脸和头由肌肉与筋膜构成。头部一旦紧绷，肌肉或筋膜的伸展范围及血液循环受到限制，就会削弱提拉脸部肌肉的力量，造成松弛或皱纹等现象。头盖骨或颜面骨一旦绷得太紧，也会让脸上的凹洞或斑点更加明显。

头部紧绷的原因出在姿势不良或牙齿咬合太用力等。长时间使用计算机或手机、不让眼睛休息的人，颈部、背部到头部的肌肉可能会硬得跟石头没两样。压力也是一个很大的原因。

请摸摸自己的头皮，可以用手指抓起来吗？头皮最理想的状态是跟额头一样柔软。应该有很多人只能勉强抓起几毫米吧。

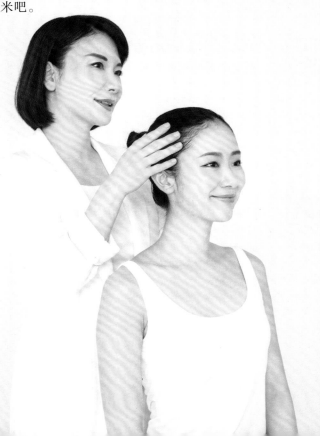

我的美容沙龙除了脸部保养外，还加入了村木式"头部按摩"，同时调理头部和脸部。即使只做一次，也能让双眼炯炯有神，脸颊不再下垂，效果相当惊人。

　　这本书将给大家传授我在美容沙龙为客人施作"头部按摩"的方法。此方法不仅能解决脸部问题，还能从肌肉的原理出发，有效地消除造成头部紧绷的原因，是我独自研发的技术。效果因人而异，但通常只要做一个疗程，就算只有十秒左右，应该也有很多人能充分感受到紧张获得缓解、血液循环顺畅、脸部线条紧实的效果。不仅如此，我还会教各位直接打击烦恼部位的"脸部按摩"。只要合起来做，看上去应该会一下子年轻好几岁。"头部按摩"还能预防白发或脱发等问题，让身心处于平静安稳的状态。倘若你觉得明明已经很认真护肤或护发，还是看不到效果，总觉得身体不太舒服的话，请务必将村木式"头部按摩"当作每天的习惯。

"最近是不是老了"
"脸皮都松了"
或许是因为
"头太紧绷"

你的头或许也很紧绷？

自我检测

头紧不紧绷可以经由自我检测得知。请实际摸摸看自己的头，很多人的头都是在不知不觉间变得很紧绷。

☑ 无法用手指抓起头皮

将大拇指与食指立在头顶，试着以往中间集中的方式抓起头皮。头皮和额头其实应该一样软才对。如果抓不起来、硬到动弹不得，就表示你的头皮太紧绷了。

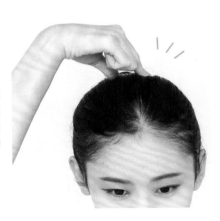

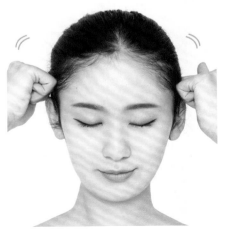

☑ 用拳头在发际线或眉心上滚动时会痛

双手握拳，用平坦的那一面按压，以边画圆边滚动的方式按摩，如果会痛就表示已经有僵硬或浮肿的问题。

☑ 轻抚头皮的触感是软绵绵的

相反地，头皮失去弹性、软绵绵的话，也是头部紧绷的信号。如果头皮可以抓起来，可是会痛，就表示已经有浮肿的问题。

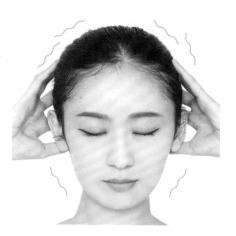

☑ 额头或头顶、后颈的发际线左右两边突出／左右形状不一

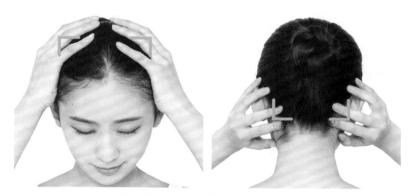

头部本来应该是圆滚滚的形状。头一旦太紧绷，就会拉扯到头盖骨，导致歪斜，造成边缘或后颈的发际线左右两边往外凸出，形状凹凸不平。

↓

☑只要有一项打钩
就表示头太紧绷了！

头一旦太紧绷就很容易出现
"三大松弛部位"

脸部由头部的肌肉与筋膜构成

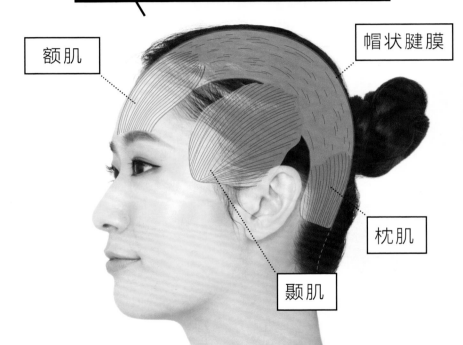

额肌

帽状腱膜

枕肌

颞肌

脸看起来显老有一个很大的原因，即脸颊、上眼皮、轮廓线这三个部位太松弛。这三个部位一旦松弛，就会给人憔悴的印象。

事实上，这三大部位松弛的原因多半是头部太紧绷。脸部的肌肉与头部相连接，如果头部的肌肉、覆盖在头顶的帽状腱膜过于紧绷，就撑不住脸部的肌肉，导致松弛；而脸部的肌肉过于僵硬，就会产生松弛或长出皱纹等连锁反应。

请先了解因为头部紧绷造成"三大松弛部位"的原理。

脸颊松弛(法令纹)是因为

颞肌 太紧绷！

颞肌是长在耳朵上方的大面积肌肉，与脸颊及嘴边的肌肉相连接。一旦僵硬紧绷，脸颊及嘴角就会下垂，形成法令纹。

颞肌紧绷的原因不外乎用眼过度、臼齿咬得太紧、压力太大等。脸颊会因此往旁边拉，丧失提拉肌肉的力量，导致松弛下垂。

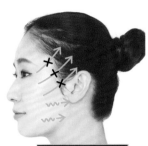

一旦紧绷，
脸颊就会松弛

整个脸颊及嘴角松弛下垂

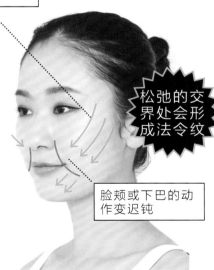

松弛的交界处会形成法令纹

脸颊或下巴的动作变迟钝

脸颊或嘴角的动作变得不顺畅，导致整个脸颊松弛下垂。脸颊的肉一旦下垂，就会形成法令纹，嘴角也会下垂，看起来更显老态。

Check !

这种人要注意！

☑ 过度使用手机或计算机，有老花眼的人

☑ 工作需要非常专心的人

☑ 睡觉时习惯咬紧臼齿的人

上眼皮松弛是因为

额肌、帽状腱膜

太紧绷！

额肌是覆盖在额头上的肌肉，帽状腱膜则是覆盖在头顶的筋膜，与眉毛及眼睛的肌肉相连，一旦过于紧绷，眉毛和上眼皮就会动弹不得。

如果用眼过度或是有很多心事，额肌就会紧张到僵硬，导致上眼皮提不起来。习惯用额头的肌肉拉起上眼皮也是造成紧绷的原因。

一旦紧绷，
上眼皮就会松弛

上眼皮松弛，导致眼睛变小

丧失提拉眼皮的力量

Check !

这种人要注意！

☑ 过度使用手机或计算机，有老花眼的人

☑ 习惯用额头的肌肉拉起上眼皮的人

☑ 个性过于认真，爱操心，总是充满烦恼的人

上眼皮一旦松弛，双眼就会显得无神，导致眼睛看起来比较小，还会产生鱼尾纹。同时还会养成用额头的肌肉拉起上眼皮的习惯，就连额头也会长出抬头纹。

轮廓线松弛是因为

后脑勺 太紧绷！

枕肌长在后脑勺下方、后颈的发际线之处，作用是将整张脸往后拉，提拉脸部的肌肉。一旦紧绷，轮廓线立刻就会松弛。

如果长时间保持趴在桌上的姿势工作，或是用眼过度，导致枕肌紧绷，从头顶或两侧提拉脸部的力量就会变小。

一旦紧绷，轮廓线就会松弛

整张脸松弛下垂

失去将整张脸从前面往后拉紧的力量

下巴及嘴角松弛

从额头到眼角，再从侧面到脸颊、下巴周围整个下垂，导致轮廓线松弛，脸会变大，也很容易长出双下巴。

Check !

这种人要注意！

☑ 姿势不佳、驼背的人

☑ 长时间以同样的姿势使用手机或计算机的人

☑ 脖子或肩膀很容易僵硬的人

如果想有效地改善头部紧绷的问题，建议采取村木式"头部按摩"。村木式"头部按摩"与一般的头部按摩差别在于直接对肌肉施力这一点，借由从肌肉深处放松头部，让肌肉恢复弹性，从根本解决头盖骨的歪斜、头皮或脸的松弛问题；还能打通血液及淋巴的循环，所以皮肤也会变好。在我的美容沙龙里，只要施术十秒钟，就能出现肉眼可见的提拉效果。如果再加上直接对脸部肌肉施力的"脸部按摩"，效果还会更好。

村木式『头部按摩』
只需十秒就能紧实松弛的部位！

理由 **1**

借由村木式"垂直按摩"来恢复弹性

深深地
按压肌肉

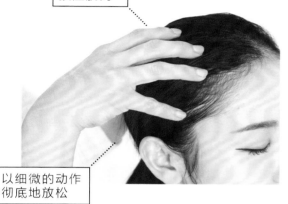

以细微的动作
彻底地放松

村木式"头部按摩"是利用指腹垂直对肌肉施加压力，从深处放松肌肉，以细微的动作放松头皮。不同于拉扯头皮表层、与抚摩无异的一般的头部按摩，村木式"头部按摩"可以恢复肌肉本身的弹性，所以能从根本改善脸部的松弛问题。

理由 **2**

再加上按摩
与头部连接的脸部肌肉
以提升效果

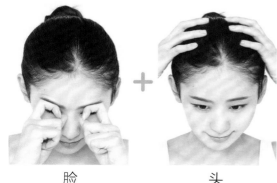

脸　　　　头

光是"头部按摩"就已经很有效了，如果再加上"脸部按摩"，直接对会让脸看起来显老的部位施力，应该能更快看到效果，也比较能持续下去。

『提拉眼皮，
双眼皮更深邃，
眼睛也变大了』

『只做一次，
帽子就小一号』

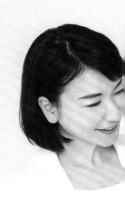

村木式"头部按摩"令人惊讶的效果！

　　村木式"头部按摩"可以从根本消除"看起来显老的信号"，能放松肌肉、调整骨骼，让血液及淋巴的循环更好，所以能立即见效，带来通体舒畅的效果。

　　经常可以听到来我的美容沙龙接受按摩的客人说："光做一次轮廓就紧实了，脸也小了

『视力提升了0.5』

『想法变得很积极』

『从此睡得很熟』

『十秒钟，脸就明显紧实不少』

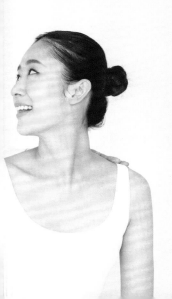

一圈。""消除水肿，就连头都感觉变小了。"有人因此能熟睡，心情也变得开朗了，也有人持续接受按摩，视力有了明显改善。

只要掌握住重点，村木式"头部按摩"其实很简单，请务必试试看。

村木式『头部按摩』的证据

做一次就能年轻五岁！

三位有脸颊松弛或轮廓线松垮等「看起来显老」烦恼的人，用了P20～37三种「头部放松」的方法，只做了一次，表情就变得神采奕奕，充满精气神，看起来也比实际年龄年轻许多。

Case 01

五官变得立体有神，脸色也好看多了

M小姐

有五个小孩，每天都忙着工作、做家务，几乎没有余力保养，很烦恼松弛的下巴与脖子上的皱纹。

"头一放松，身体马上变得很暖和，感觉整张脸变得利落多了。"M小姐如是说。松弛的下巴也获得了改善，脖子看起来比以前更修长了，眼睛也炯炯有神。

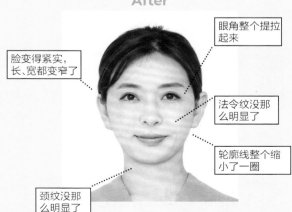

Before

- 脸颊松垮
- 眼角下垂给人苍老的印象
- 法令纹十分明显
- 颈纹很明显
- 双下巴也很明显

After

- 脸变得紧实，长、宽都变窄了
- 眼角整个提拉起来
- 法令纹没那么明显了
- 轮廓线整个缩小了一圈
- 颈纹没那么明显了

16

脸颊恢复弹性，整张脸都紧实提拉了！

I小姐
长时间对着计算机工作，用眼过度，很烦恼脸颊失去弹性，脸被拉长了。

"放松两边的头部，脸颊可以动了，笑容也比较自然。" I小姐如是说。轮廓线变得紧实，脸颊又高又挺。眼睛也变大了，眼角显得利落。

After

Before

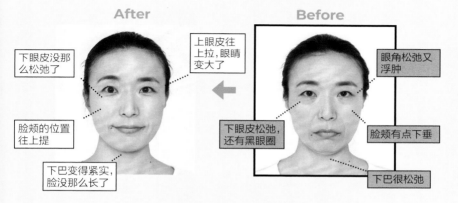

下眼皮没那么松弛了

上眼皮往上拉，眼睛变大了

眼角松弛又浮肿

脸颊的位置往上提

下眼皮松弛，还有黑眼圈

脸颊有点下垂

下巴变得紧实，脸没那么长了

下巴很松弛

改善嘴角下垂的问题，脸色变得匀衬又开朗

F小姐
一整天都坐在办公桌前工作，所以肩颈僵硬，很烦恼嘴角下垂、脸部松弛的问题。

"光是放松头部，嘴角就上扬了，法令纹也变淡了，令我大吃一惊。" F小姐如是说。歪斜不正的脸和松弛的下巴也都变漂亮了。

After

Before

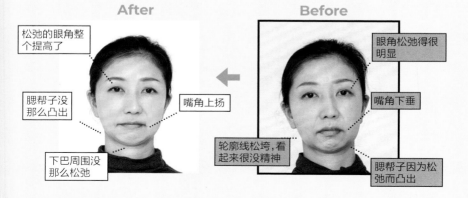

松弛的眼角整个提高了

眼角松弛得很明显

腮帮子没那么凸出

嘴角上扬

嘴角下垂

下巴周围没那么松弛

轮廓线松垮，看起来很没精神

腮帮子因为松弛而凸出

PART 1

以村木式"头部按摩"对抗

三大松弛部位

只需十秒就能紧实

法令纹、
上眼皮、轮廓线！

每天利用村木式"头部按摩"改善会让外表看起来比实际年龄还老的三大松弛部位，再加上"脸部按摩"，能让外表看起来年轻十岁。

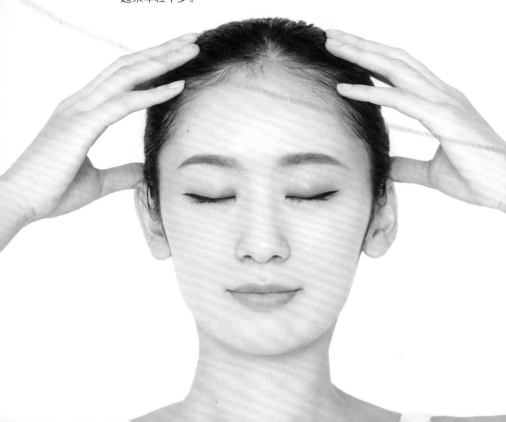

三种有效的手法

放松骨头，
仿佛在头皮上"耕田"!

1 运用指腹

重点在于运用指腹，而不是指尖。这么一来，比较容易施加压力，也不会伤及皮肤。

2 手指垂直下压，从深处抓住肌肉

垂直地对肌肉施加压力，从深处放松肌肉。请想象抓住的是骨头，而不是皮肤。

3 以1~2 mm的细微间隔慢慢地移动

垂直施加压力后，无须改变手指的位置，而是以细微的间隔慢慢地按摩放松。请想象成是要放松紧紧粘在头盖骨上的肌肉，不是以迅速滑动手指的方式加压，这点要特别注意!

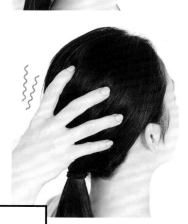

NG !

× 手指在皮肤上滑动
× 用力拉扯肌肉或皮肤
× 用指尖按摩

脸颊松弛
（法令纹）

脸颊松弛会让你看起来比实际年龄更老，脸颊的肉松弛下垂形成的沟槽就称为"法令纹"。借由放松紧绷的颞肌，可以迅速恢复提拉脸颊的力量。

脸颊为什么会松弛
|

| 颞肌太紧绷 |
以P22～23
的方法解决

| 下巴不会动了，嘴角下垂 | | 脸颊提不起来 |

以P24的方
法解决

以P25的方
法解决

| 整个脸颊都往下垂 |

脸颊肉的边缘形成褶皱
变成法令纹

之所以会形成法令纹，很大的原因在于耳朵上方的颞肌太紧绷。眼睛疲劳、咬紧牙关的习惯、压力大等都会导致颞肌紧绷。当脸颊松弛，与嘴角的边缘形成褶皱后，就成了深刻的法令纹。

颞肌连接脸颊及下巴的肌肉，这里一旦紧绷，提拉脸的力量就会变差，导致脸颊缓缓下垂。这也会影响到下巴，导致嘴巴不容易张开，进而导致嘴角下垂。

首先请放松提拉整张脸的颞肌，使其恢复弹性。配合打通受阻的淋巴系统，让脸部紧实起来吧。

Point!

放松颞肌！

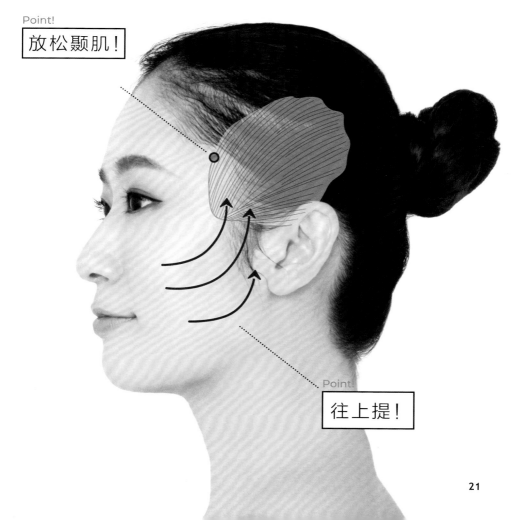

Point!

往上提！

放松头部以消除
脸颊松弛
（法令纹）

❯❯

恢复**颞肌**的弹性，
增加提拉的力道

长在耳朵上方的颞肌是提拉脸颊很重要的肌肉。
请放松紧绷的部位，恢复弹性。

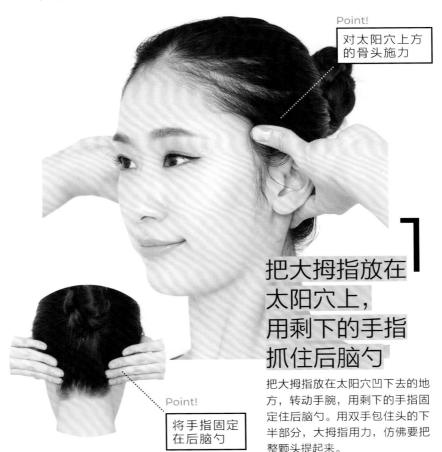

Point!

对太阳穴上方
的骨头施力

把大拇指放在
太阳穴上，
用剩下的手指
抓住后脑勺

把大拇指放在太阳穴凹下去的地
方，转动手腕，用剩下的手指固
定住后脑勺。用双手包住头的下
半部分，大拇指用力，仿佛要把
整颗头提起来。

Point!

将手指固定
在后脑勺

2 边发出"啊嗨啊嗨" 的声音， 边张大嘴巴

大拇指用力地把头往斜上方拉，张大嘴巴，发出"啊嗨啊嗨"的声音。请笔直地面向前方做这个动作。

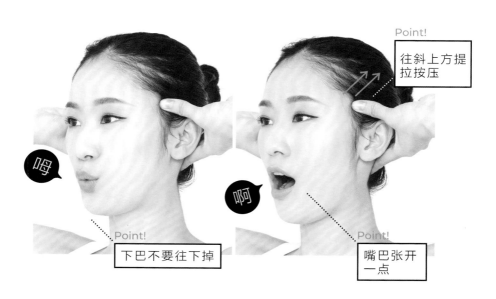

嗨

啊

Point!
往斜上方提拉按压

Point!
下巴不要往下掉

Point!
嘴巴张开
一点

3

5个地方
×
10秒

大拇指的位置 要轮流放在5 个地方

如照片所示，大拇指的位置要轮流放在 5 个地方，重复1 和 2 的动作。动下巴的时候，要能通过大拇指感觉到肌肉在动。

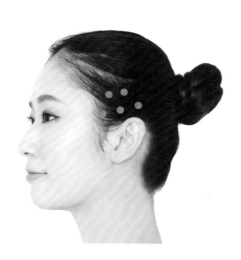

继续提拉
松弛的脸颊 （法令纹）

以画V字的手法按摩耳朵前后，促进**淋巴循环**

也要放松耳朵四周

耳朵四周有很多淋巴结，一旦循环不良，就会形成浮肿，导致脸颊及下巴紧绷，所以要加强按摩。

1 把两根手指放在耳朵前面

把食指和中指放在耳朵前面和发际线交接的地方，当淋巴液流过的时候请不要太用力，感受到肌肉的弹性即可。

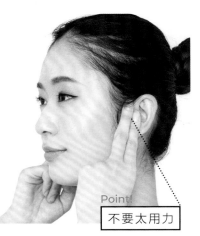

Point!
不要太用力

2 以画V字的手法放松耳朵前后

从耳朵前方往后面以画V字的手法移动手指，促进淋巴循环。此举还能消除浮肿，让脸更为紧实。

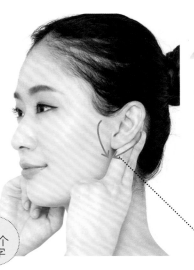

画10个V字

Point!
以画V字的手法移动

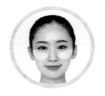

从颧骨的中央
提起脸颊

如果下巴的可动范围变小，脸颊
就会下垂，颧骨的位置也会往下，
所以请以加压的方式往上提。

1 把手掌的根部
放在颧骨下方

手肘撑在桌上，以手掌的根部从两
边鼻翼顺着颧骨按压脸部。

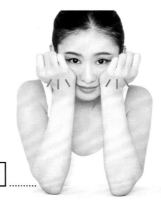

Point!

手肘撑在桌上

Point!

视线望向正前方

2 推向颧骨内侧
往上提

面向正前方，以提拉颧骨
的方式缓缓地施加压力。
请小心，切勿咬紧牙关。

Point!

提拉脸颊的
内侧

10秒

上眼皮松弛

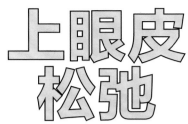

一旦觉得眼线不好画了，眼睛变小、无神，就是上眼皮松弛的警报。原因出在连接上眼皮的额肌太紧绷。请放松头顶的帽状腱膜，让双眼恢复清亮的神采。

上眼皮为什么会松弛
|

| 额肌、帽状腱膜太紧绷 | 以 P28 ～ 30 的方法解决 |

| 活动眉毛的肌肉动不了 | 提拉眼皮的肌肉动不了 |

以 P31 的方法解决　　　　　以 P31 的方法解决

| 上眼皮的肌肉衰退 |

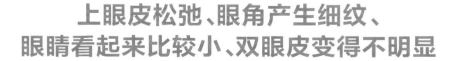

上眼皮松弛、眼角产生细纹、眼睛看起来比较小、双眼皮变得不明显

连接额头与头部的额肌太紧绷是造成上眼皮松弛、眼睛睁不太开的主要原因。如果过度使用手机或计算机、压力大等原因导致额肌紧绷，眼睛四周的肌肉就会动不了，上眼皮因而松弛，眼皮或眼角形成细纹。不仅如此，上眼皮一旦松弛下垂，双眼皮还会变得不明显，给人眼睛看起来比较小、眼角模糊失焦的苍老印象。

额肌与头顶的帽状腱膜相连，肌肉一旦衰退就很容易血液循环不良，所以请好好保养。如果再放松眼睛周围的眼轮匝肌和皱眉肌，还能让眼睛变得轮廓分明、清亮有神。

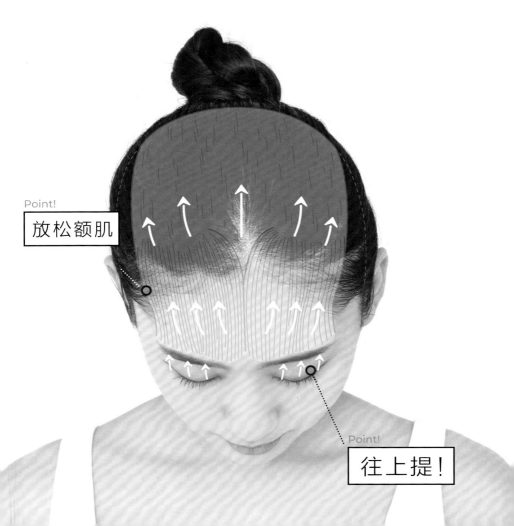

Point!

放松额肌

Point!

往上提！

放松头部以消除
上眼皮松弛

⌄

缓解紧绷的发际线，恢复提拉的力量

帽状腱膜与额肌相连的部分是很容易紧绷的地方，刚好在发际线那一带。不妨用拳头充分地施加压力，按摩放松。

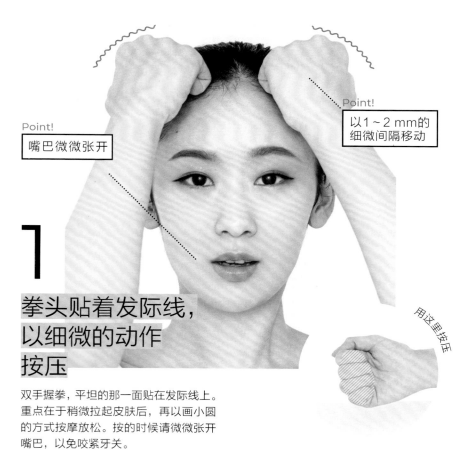

Point!

嘴巴微微张开

Point!

以1～2 mm的细微间隔移动

用这里按压

1

拳头贴着发际线，以细微的动作按压

双手握拳，平坦的那一面贴在发际线上。重点在于稍微拉起皮肤后，再以画小圆的方式按摩放松。按的时候请微微张开嘴巴，以免咬紧牙关。

2 一点一点地移动到太阳穴

每个地方按 5 次左右，以画小圆的方式给予刺激。按的时候可想象成是从头盖骨拨开肌肉。请一路按到太阳穴，别放过任何一个角落。

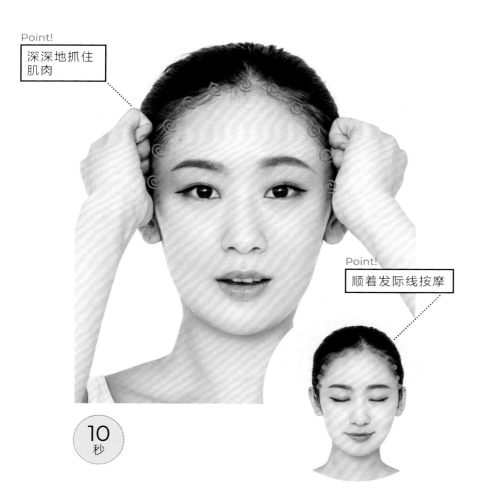

Point!
深深地抓住肌肉

Point!
顺着发际线按摩

10 秒

继续提拉
松弛的上眼皮

放松**帽状腱膜**，让额头的动作变得更加灵活

放松包覆头顶的帽状腱膜后，可以让额肌至额头的动作变得更灵活，恢复提拉上眼皮的肌肉力量。

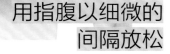

再加上放松头部的动作

10
秒

Point!
以1~2 mm的细微间隔移动

Point!
从发际线按到后脑勺

用指腹以细微的间隔放松

张开手指，置于头顶，用指腹以细微的间隔往后脑勺移动，以仿佛在头皮上"耕田"的手法按摩。请从中央往耳朵，一点一点地慢慢移动，放松整块头皮。

用这里按压

嗯嗯

不不

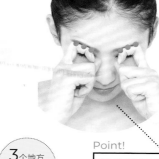

也加上脸部按摩

放松眉毛周围僵硬的肌肉

利用自身的重量放松负责睁开眼睛的肌肉。放松眼睛周围的眼轮匝肌、眼睛内部的提上睑肌、眉宇之间的皱眉肌，提升弹性。

Point!

收下巴

Point!

手肘撑在桌上

弯曲食指，放在眉间，"嗯嗯""不不"地点头、摇头

手肘撑在桌上，把双手食指置于眉间，利用头的重量施加压力。"嗯嗯"地上下点头，"不不"地左右摇头，给予轻微的刺激。以同样的方式轮流按压眉头中央和眉尾。

3个地方×5次

Point!

轮流按压3个地方

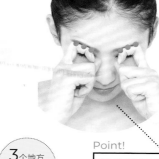

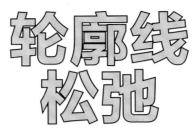

轮廓线松弛

轮廓线不够干净利落，长出双下巴通常是因为后脑勺的肌肉收缩，无法再从后脑勺提拉脸部造成的。请以后脑勺为中心，按摩放松紧绷僵硬的部位，让轮廓线恢复紧实。

轮廓线为什么会松弛

| 枕肌太紧绷 | 以 P34 ~ 35 的方法解决 |

↓

| 下巴动不了 | 从后脑勺提拉脸部的力量变小 |

以 P36 的方法解决　　以 P36 的方法解决

↓　　↓

| 淋巴堵塞，下巴长出赘肉 | 整张脸下垂 |

以 P37 的方法解决

↓　　↓

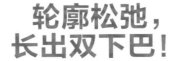

轮廓松弛，长出双下巴！

近年来，有双下巴的年轻人愈来愈多，多半是因为长时间在脖子前倾、驼背的状态下玩手机、用计算机的情况愈来愈多。如果人一直处于前倾的姿势，头部后方就会受到拉扯，变得硬邦邦，导致无法从后脑勺提拉脸部，整张脸看起来松弛下垂。

一旦养成收下巴、姿势前倾的习惯，淋巴就会堵塞，导致水肿，下巴动不了，长出赘肉。赘肉一旦下垂，就会变成双下巴。

放松后脑勺，恢复提拉整张脸的力量，就能改善松弛的状况。不妨养成按摩轮廓线上淋巴的习惯。

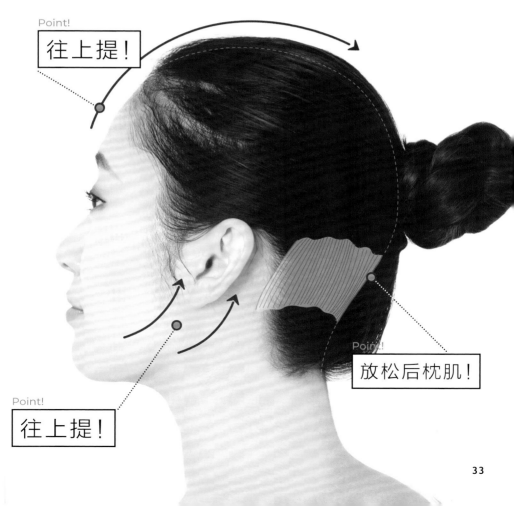

Point!

往上提！

Point!

放松后枕肌！

Point!

往上提！

放松头部以消除
轮廓线松弛

⌄

放松紧绷的枕肌至颈部来提拉整张脸

后脑勺的紧绷来自姿势不良及眼睛疲劳，是造成轮廓线松弛的最大原因。放松颈部肌肉，从背后提拉整张脸。

Point!

以细微的动作按压

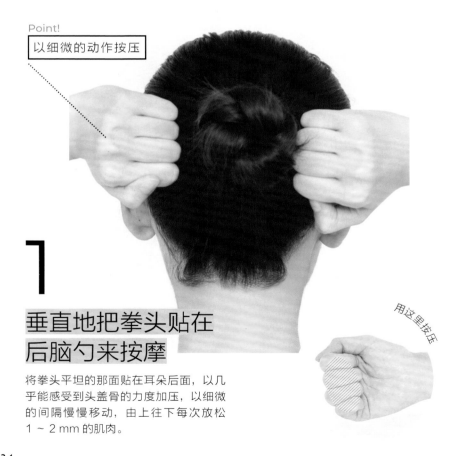

用这里按压

1

垂直地把拳头贴在后脑勺来按摩

将拳头平坦的那面贴在耳朵后面，以几乎能感受到头盖骨的力度加压，以细微的间隔慢慢移动，由上往下每次放松 1 ~ 2 mm 的肌肉。

2 往下移动以放松到头颈处

一面移动，一面放松整个后脑勺。头颈处是很容易紧绷的地方，所以请仔细按摩。只要同时放松僵硬的肩颈，就能提升来自背后的提拉效果。

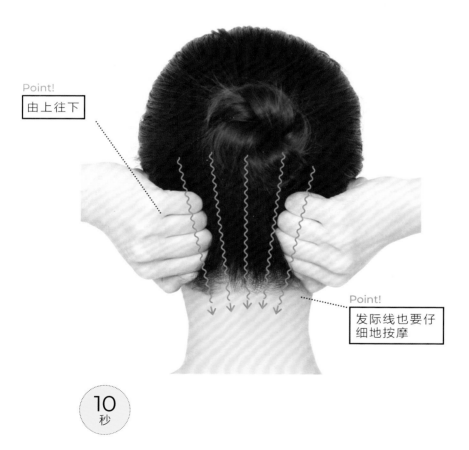

Point!
由上往下

Point!
发际线也要仔细地按摩

10
秒

继续提拉
松弛的轮廓线

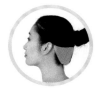

以从后脑勺活动上颌的方式训练

后脑勺太僵硬的话，上颌的动作就会变得不灵活，依赖下颌。重点在于要使用到平常没有在使用的肌肉！

再加上放松头部的动作

啊

把下巴固定在手臂上，大声地发出"啊——"的声音

双手置于桌上，再把下巴放在手臂上。张大嘴巴，"啊——"地喊上 5 秒钟，这时不要活动到下颌，感觉像是从后脑勺提起上颌。

Point!

只提起上颌

Point!

下颌不要动

5秒
×
5次

也加上脸部按摩

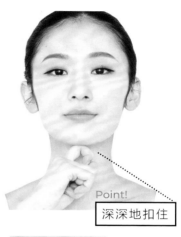

用这里按压

用精油按摩轮廓线

一直保持前倾的姿势、收紧下巴的状态，会导致脖子的淋巴循环变差，是造成脸部浮肿及松弛的原因，可以用按压淋巴结的按摩方式来放松！

Point!
深深地扣住

Point!
沿着骨头按

弯曲手指，从下巴的中央往耳下、锁骨的方向按摩

为了方便按摩，请在轮廓线和脖子上涂上按摩油。弯曲食指，贴在下巴中央，顺着骨头的边缘按摩到耳朵、下巴。再沿着颈部按到锁骨，以排出体内的老旧废物。用右手按压左边，用左手按压右边。

Point!
往锁骨按

左右
各**5**次

"头部按摩"前再加上

"扭转耳朵" 可提升效果！

连接头部和脸部的肌肉都集中在耳朵周围，只要放松这里，就能大幅改善血液循环，提升"头部按摩"和"脸部按摩"的效果。建议在"头部按摩"前再加上"扭转耳朵"。

用掌心包住耳朵，以转动的方式施加压力

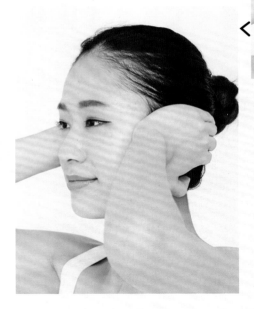

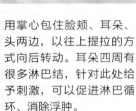

用掌心包住脸颊、耳朵、头两边，以往上提拉的方式向后转动。耳朵四周有很多淋巴结，针对此处给予刺激，可以促进淋巴循环、消除浮肿。

\\ 村木式 //

"头部按摩"+"脸部按摩"
可消除让脸
"看起来显老的信号"

松弛的眼睛下方及鱼尾纹、双颊凹陷、颈纹……
随着年龄增加，这些让人看起来显老的信号也
能通过"头部按摩"给予重点按摩达到显著的
改善效果。再加上"脸部按摩"，还能让脸部
向上提拉，看起来更年轻。

在 PART 2 里，将为各位介绍可以消除令人耿耿于怀的脸部"看起来显老的信号"的方法。希望各位每天都能持之以恒地按摩 PART 1 中的三大松弛部位，PART 2 则是针对你现在比较在意的"看起来显老的信号"进行重点按摩。

松弛的下眼皮及鱼尾纹、抬头纹、嘴角下垂都是会让外表看起来比实际年龄大很多的"显老信号"。与 PART 1 介绍过的"三大松弛部位"一样，主要是因为头部紧绷造成的。只要理解肌肉的构造，放松头部，就能从根本产生提拉效果，而不只是表面地、暂时性地改善状况。倘若觉得过去的护肤或脸部保养已经陷入"瓶颈"，请务必尝试"头部按摩"。它不仅能重点改善令人烦恼的部位，还能让整张脸的水油平衡及肤质变好，表情或许也会变得更加开朗。

这些全都是不需要花时间、花精力进行的保养，可以在护肤或洗澡的时候顺便进行。光是"头部按摩"就很有效，如果再加上"脸部按摩"，效果会更好。

认为年纪已经到了，所以放弃的脸部『看起来显老的信号』也能经由放松头部得到改善

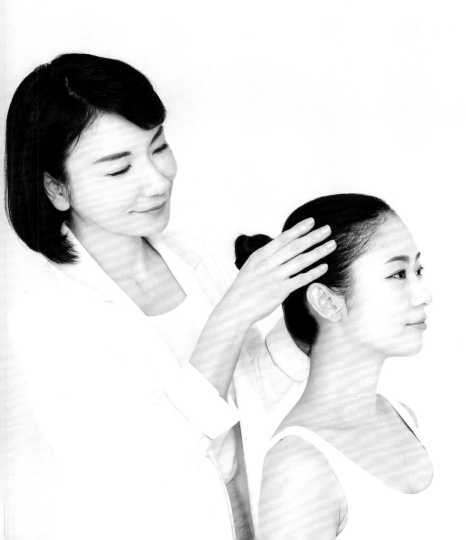

下眼皮松弛

放松紧绷的**颞肌**，
促进眼睛周围的血液循环

颞肌一旦紧绷，眼睛周围的肌肉就会随之缩紧，导致血液循环不良，脸颊也会因此失去弹性，连带着眼轮匝肌也往下垂，是造成下眼皮松弛的原因。

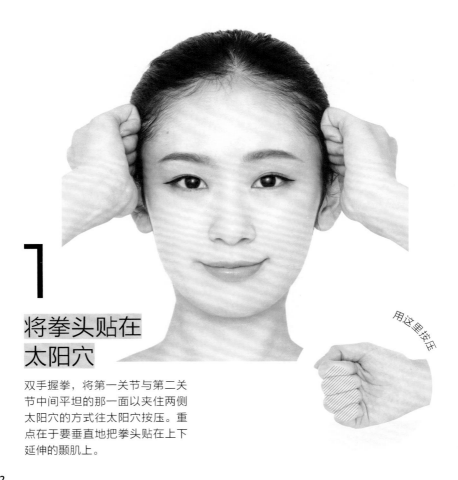

1

将拳头贴在
太阳穴

双手握拳，将第一关节与第二关节中间平坦的那一面以夹住两侧太阳穴的方式往太阳穴按压。重点在于要垂直地把拳头贴在上下延伸的颞肌上。

用这里按压

2 以细微的间隔移动按压

面向正前方，好让颞肌不要往下，以上下"之"字形的方式微微移动，从发际线按摩到耳朵后方。按摩的时候请不要咬紧牙关。

10 秒

Point!

以贴着骨头的感觉小范围移动

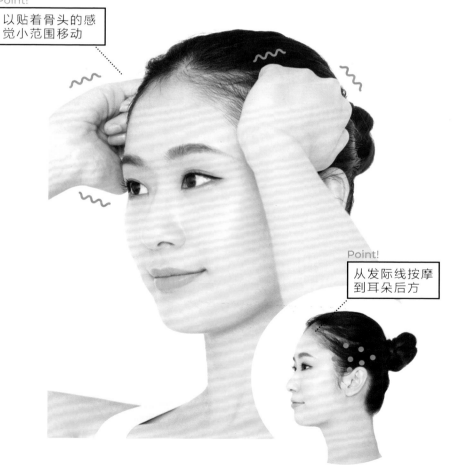

Point!

从发际线按摩到耳朵后方

下眼皮松弛

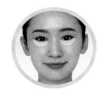

锻炼**不使用就会松弛的**下眼皮

睁眼闭眼的时候，绝大多数人几乎都不会用到下眼皮，这会造成眼轮匝肌的衰退松弛，所以请重点锻炼下眼皮的肌肉。

再加上脸部按

1

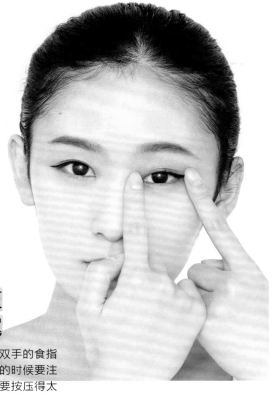

用食指按压眼头及眼尾

一次按一只眼睛。用双手的食指按压眼头及眼尾。按的时候要注意下眼皮的肌肉，不要按压得太用力。

2 上眼皮不动，只闭下眼皮

按住眼睛两端，扬起视线，闭起下眼皮。重点在于就像看到刺眼的光线那样。另一只眼睛也以同样的方式进行。

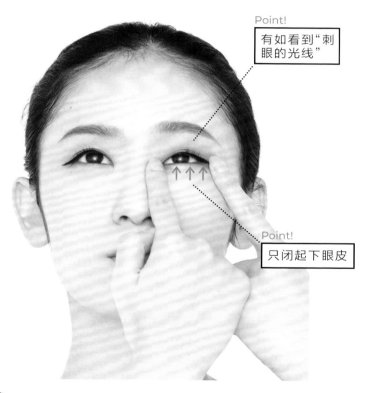

Point!

有如看到"刺眼的光线"

Point!

只闭起下眼皮

单眼
10次

鱼尾纹

> ☰

以刺激穴位的方式
放松僵硬的**眼轮匝肌**

如果用眼过度，眼轮匝肌就会僵硬紧绷，表层皮肤则会松弛，形成皱纹。刺激有助于消除眼睛疲劳的太阳穴周围，可以让肌肉恢复弹性，变得平整光滑。

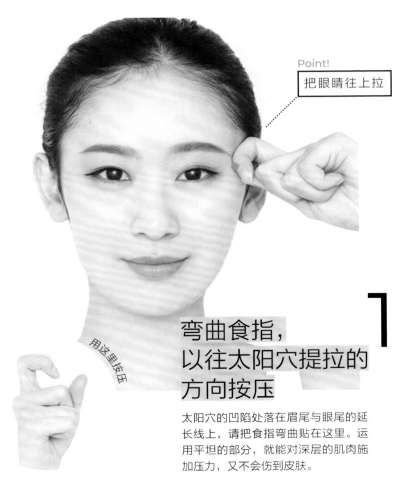

Point!

把眼睛往上拉

用这里按压

弯曲食指，
以往太阳穴提拉的
方向按压

太阳穴的凹陷处落在眉尾与眼尾的延长线上，请把食指弯曲贴在这里。运用平坦的部分，就能对深层的肌肉施加压力，又不会伤到皮肤。

2 侧着头,边施加压力边往上提拉

拉住皮肤,把头倾向一边,利用头的重量施加压力。朝发际线一点一点地移动会更有效。另一边也以同样的方式进行。

左右各10秒

Point!
头倾向一边

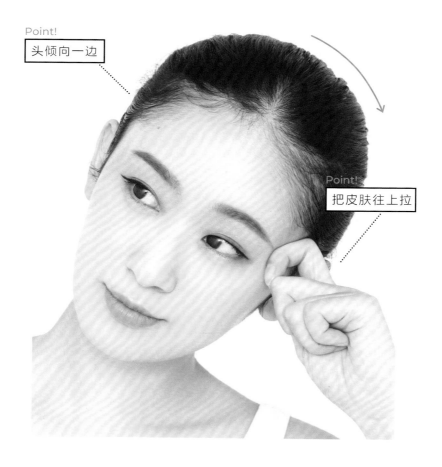

Point!
把皮肤往上拉

鱼尾纹

放松有助于消除眼睛疲劳的**瞳子髎穴**

眼睛疲劳会让眼睛周围的血液循环变差，导致肌肉紧绷。不妨借由放松穴位来让盯着手机或计算机而用眼过度的双眸恢复神采。

再加上脸部按摩

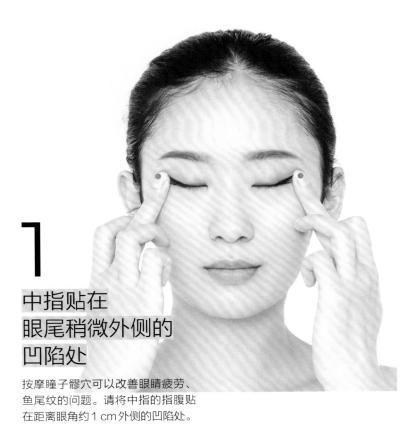

1

中指贴在眼尾稍微外侧的凹陷处

按摩瞳子髎穴可以改善眼睛疲劳、鱼尾纹的问题。请将中指的指腹贴在距离眼角约1 cm外侧的凹陷处。

2 以稍微向上提拉的
方式按压

找到穴位后，以往斜上方提拉的方式施加
压力。按5秒，放开5秒。请不要屏住呼吸。

10
秒

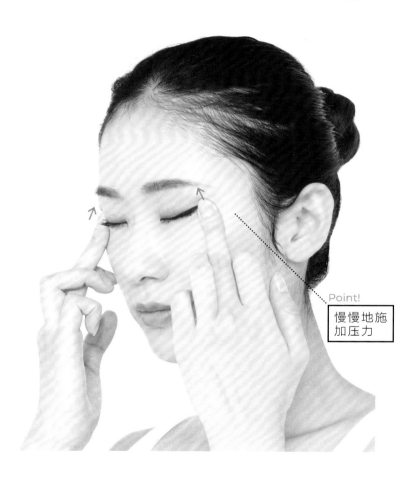

Point!

慢慢地施
加压力

抬头纹

利用头的重量放松僵硬的**额肌**

如果心事重重或想太多，额肌很容易紧绷。肌肉一旦僵硬，皮肤就会松弛，长出皱纹，请仔细地放松额肌，使其恢复弹性。

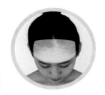

用这里按压

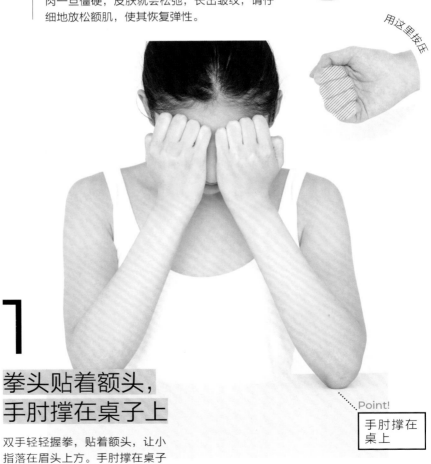

1

拳头贴着额头，手肘撑在桌子上

双手轻轻握拳，贴着额头，让小指落在眉头上方。手肘撑在桌子上，对拳头用力，借此施加压力。

Point!

手肘撑在桌上

2 拳头微微转动，
放松整片额头

以画圆的方式放松额头。一点一点地往外侧移动，分成 4 ~ 5 个地方按到太阳穴。额头正中央、发际线也以同样的方式从中间往外按摩。

4~5 个地方
×
5 次
×
3 组

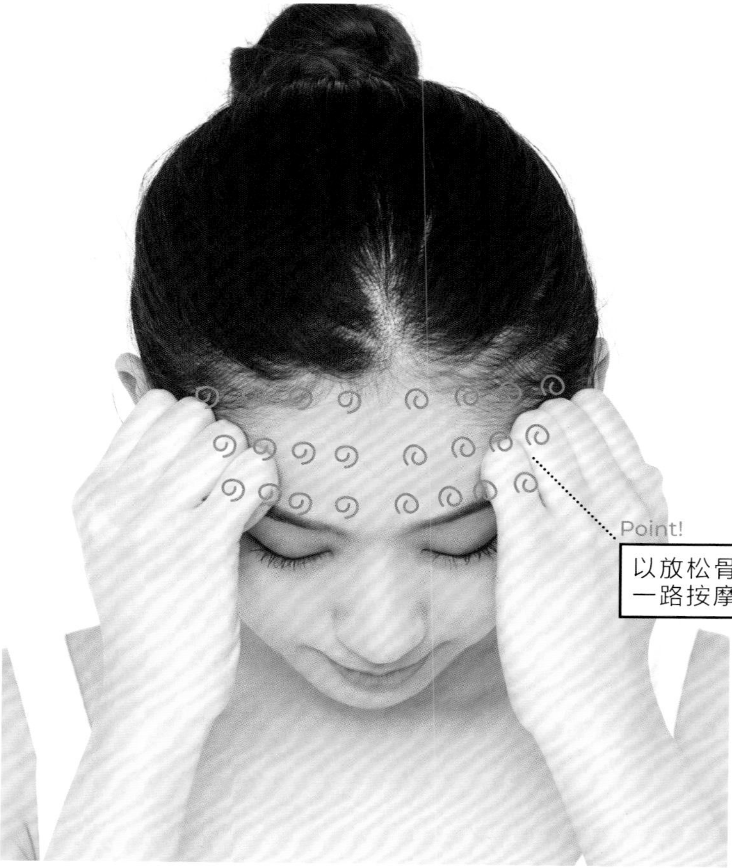

Point!

以放松骨头的劲道
一路按摩到外侧

抬头纹

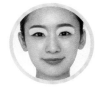

锻炼眼皮的肌肉，还能让双眼炯炯有神

睁开眼睛的时候，没用到上眼皮的肌肉，而是用额头的肌肉，这是造成额头长出皱纹的原因。请单用眼皮的肌肉进行睁眼训练。

再加上脸部按摩

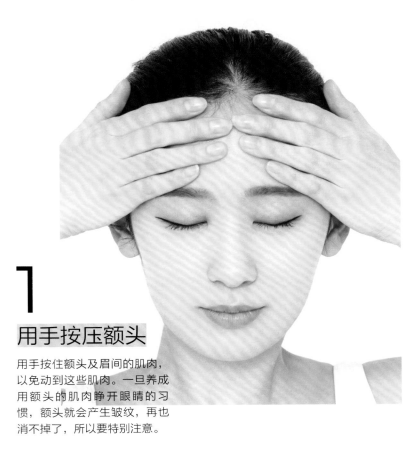

1

用手按压额头

用手按住额头及眉间的肌肉，以免动到这些肌肉。一旦养成用额头的肌肉睁开眼睛的习惯，额头就会产生皱纹，再也消不掉了，所以要特别注意。

2 额头不动，提起上眼皮，睁开眼睛

紧紧地用手按住额头的肌肉，不要动到这里，单靠上眼皮的力量睁开双眼。慢慢地重复10次睁眼、闭眼的练习。请看着镜子，确定做的时候脸没有抬起来。

10次

Point!
为了额头不产生皱纹

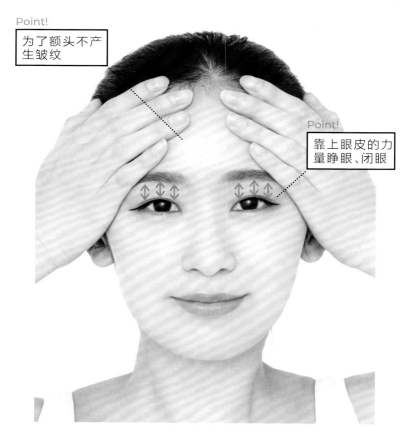

Point!
靠上眼皮的力量睁眼、闭眼

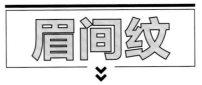

眉间纹

放松耳朵四周的肌肉
以促进血液循环

头两侧到耳朵周围一旦紧绷，眼睛四周的血液循环就会变差，眉头的肌肉也会紧张。刺激与头和脸相连的耳朵肌肉，能有效地促进血液循环。

Point!

不要太用力

Point!

左右滑动

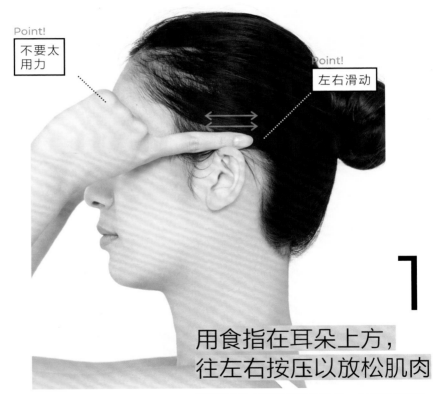

1

用食指在耳朵上方，
往左右按压以放松肌肉

耳郭肌指的是活动耳朵的肌肉，会不知不觉变得紧绷，所以请好好放松按摩。由于耳上肌是往垂直方向生长的，因此用手指轻轻地往左右按摩，就能缓解紧张。

2

上下按摩
耳朵前方
以放松肌肉

位于耳朵前方的耳前肌是往左右两边生长的，所以垂直地由上往下按压就能放松。耳朵前面也有淋巴结，加以刺激还能促进循环。

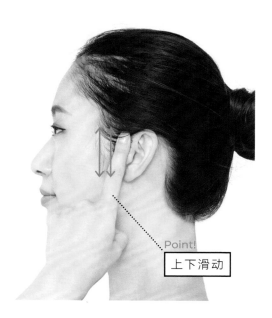

Point!

上下滑动

3

上下按摩
耳朵后方
以放松肌肉

耳后肌也是往水平方向生长的，因此由上往下垂直地按压就能缓解紧张。后面也有淋巴结，所以按摩这里能消除阻塞的现象。

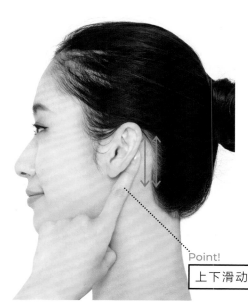

Point!

上下滑动

各
10秒

眉间纹

按摩容易长出
皱纹的**眉头肌肉**

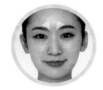

位于眉毛上方的皱眉肌是皱眉头的
时候会用到的肌肉，紧张时皱纹会
更明显，所以请彻底放松。

再加上脸部按摩

3个地方
×
上、外
各**10**次

Point!
抓住眉头

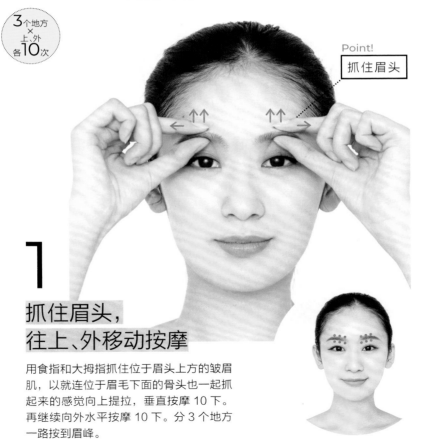

1

抓住眉头，
往上、外移动按摩

用食指和大拇指抓住位于眉头上方的皱眉
肌，以就连位于眉毛下面的骨头也一起抓
起来的感觉向上提拉，垂直按摩 10 下。
再继续向外水平按摩 10 下。分 3 个地方
一路按到眉峰。

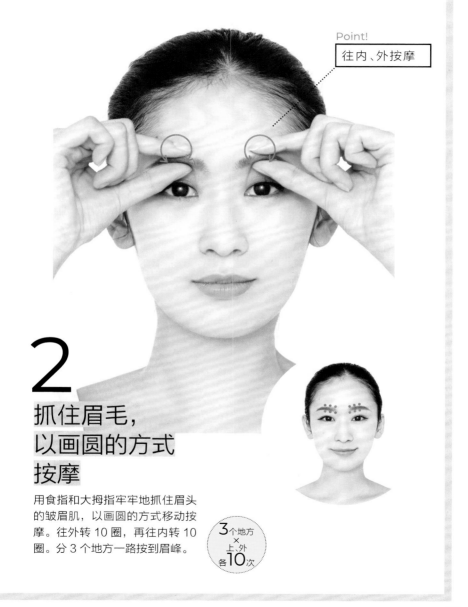

Point!
往内、外按摩

2
抓住眉毛,
以画圆的方式
按摩

用食指和大拇指牢牢地抓住眉头的皱眉肌,以画圆的方式移动按摩。往外转 10 圈,再往内转 10 圈。分 3 个地方一路按到眉峰。

3个地方
×
上、外
各10次

脸颊凹陷

放松紧绷的脑袋，以免**颧骨**向外凸出

头部两边如果太僵硬，会导致脑袋太紧绷，与其连接的颧骨也会向外凸出，造成脸部凹陷。重点在于放松紧绷的颞肌。

10 秒

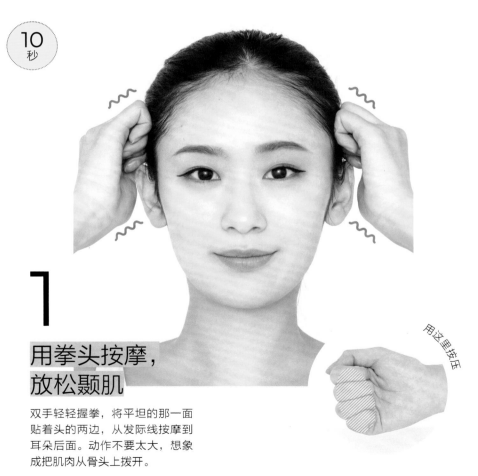

用这里按压

1

用拳头按摩，放松颞肌

双手轻轻握拳，将平坦的那一面贴着头的两边，从发际线按摩到耳朵后面。动作不要太大，想象成把肌肉从骨头上拨开。

2 用拳头 彻底地放松脑袋

位于头顶的帽状腱膜与颞肌的连接部分是
特别容易紧绷的地方。请将拳头平坦的那
一面贴在脑袋上，以左右微微振动的方式
按摩。力道以痛得很舒爽为佳。

$\bigcirc$ 20 秒

Point!

以微微振动的方
式加压按摩

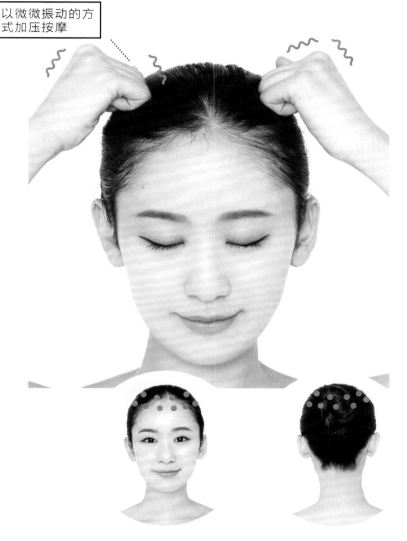

脸颊凹陷

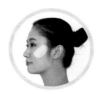

把凸出的颧骨推回去

颞肌一旦僵硬、紧绷，颧骨就会受到拉扯，向外凸出，还会在脸颊底下形成阴影，给人憔悴的印象。请用手加压，放松紧绷的肌肉，矫正颧骨的位置。

再加上脸部按摩

用这里按压

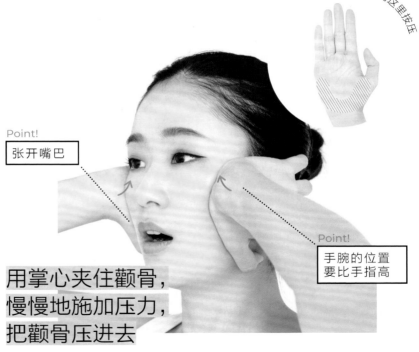

Point!
张开嘴巴

Point!
手腕的位置要比手指高

用掌心夹住颧骨，慢慢地施加压力，把颧骨压进去

掌心贴住脸颊两边，把靠近手腕的地方紧紧地贴在颧骨上方，手指捧住脑袋两边。张开嘴巴，以用掌心慢慢地将颧骨推回脸颊内部的感觉施加压力。

10秒
×
3次

再加上脸部按摩

利用体重来矫正颧骨的位置

比照上一页，利用自己的体重以同样的方法推回颧骨，感觉像是将颧骨推进脸的内侧。

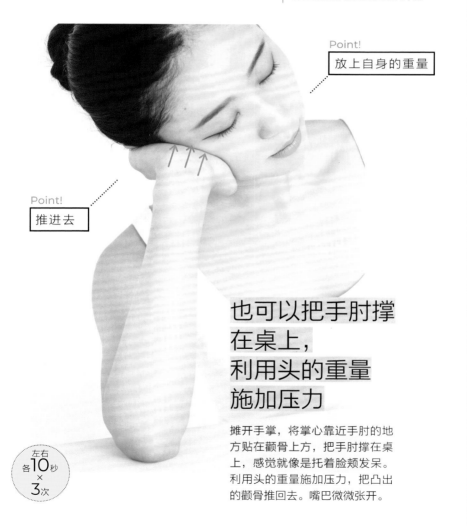

Point!
放上自身的重量

Point!
推进去

也可以把手肘撑在桌上，利用头的重量施加压力

摊开手掌，将掌心靠近手肘的地方贴在颧骨上方，把手肘撑在桌上，感觉就像是托着脸颊发呆。利用头的重量施加压力，把凸出的颧骨推回去。嘴巴微微张开。

左右
各10秒
×
3次

嘴角下垂

放松通往头部的 **胸锁乳突肌**

咬紧牙关或姿势前倾造成的脖子僵硬会让提起嘴角的肌肉动作不灵活，导致嘴角下垂。放松从头部通往锁骨的胸锁乳突肌，可以让脖子回到正确的位置，有助于改善这个问题。

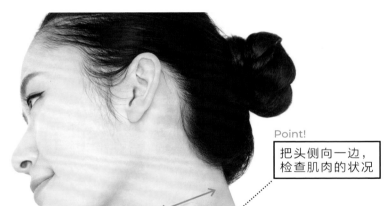

Point!
把头侧向一边，检查肌肉的状况

1

食指和中指贴着脖子，左右滑动

头侧向一边时，浮出来的肌肉就是胸锁乳突肌。把食指和中指的指腹贴在头连接脖子的地方，左右滑动，放松胸锁乳突肌。左边用右手，右边用左手进行按摩。

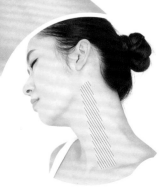

2 错开位置，彻底地按摩到锁骨

用两根手指放松从脖子与头相连的地方到锁骨，共 5 个位置。不是摩擦皮肤，而是用指腹按压肌肉，以痛得很舒爽的力道按摩放松。另一边也以同样的方式进行。

5个地方 × 5次 × 3组

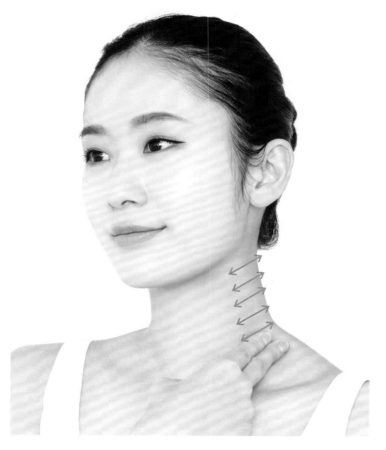

嘴角下垂

锻炼控制嘴部运动的肌肉来提拉嘴角

口轮匝肌围绕在嘴巴四周，负责提拉口轮匝肌的肌肉一旦衰退，嘴角就会下垂。请增加肌力，让嘴角上扬。

再加上脸部按摩

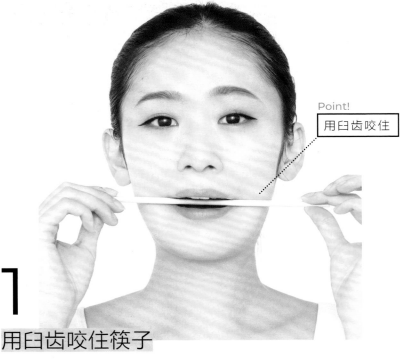

Point!

用臼齿咬住

1 用臼齿咬住筷子

准备一根筷子，张开嘴巴，含住筷子，重点在于尽可能把筷子推到臼齿的位置。

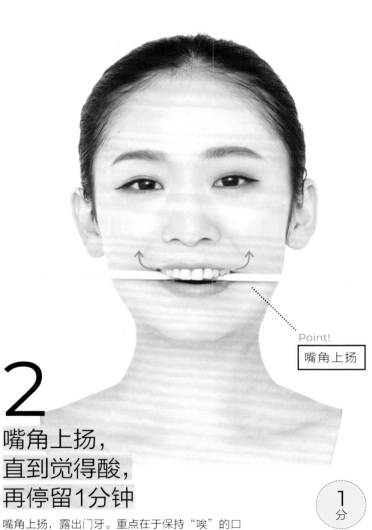

Point!

嘴角上扬

2

嘴角上扬,
直到觉得酸,
再停留1分钟

嘴角上扬,露出门牙。重点在于保持"唉"的口
型,把脸颊往上提拉。直到觉得酸,再停留1分
钟。做的时候要看着镜子,不要让筷子斜向一边。

1
分

腮帮子太宽

∨

放松紧绷的**枕肌**，
矫正往前倾的姿势

腮帮子太宽最大的原因就在于不自觉地咬紧牙关。枕肌如果太紧绷，头要向后仰就有困难，就会变成习惯性前倾。脸部一旦下垂，就更容易"咬牙切齿"，所以请从后脑勺放松僵硬的脖子。

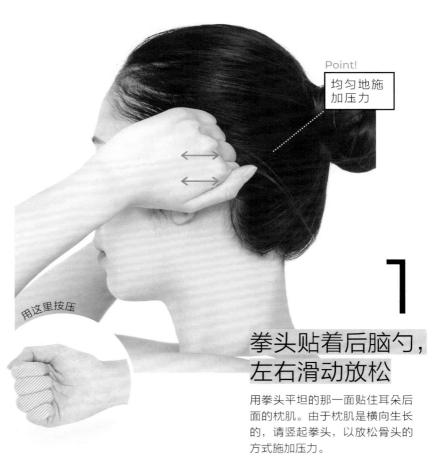

Point!

均匀地施加压力

用这里按压

1

拳头贴着后脑勺，
左右滑动放松

用拳头平坦的那一面贴住耳朵后面的枕肌。由于枕肌是横向生长的，请竖起拳头，以放松骨头的方式施加压力。

2

移动位置，
按摩到脖子的肌肉

每个地方滑动 5 次，按摩到位于头与脖子
接缝处的斜方肌，以放松紧绷的脖子。此
举能改善习惯性前倾的姿势，消除下巴周
围的紧绷。

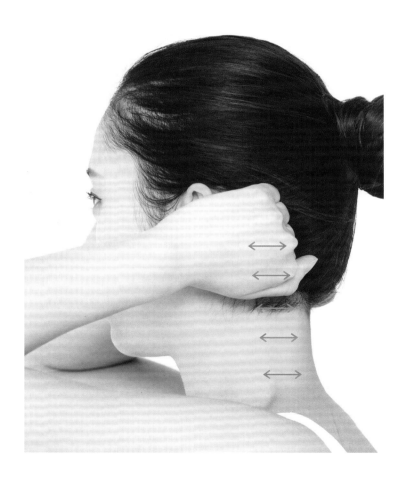

腮帮子太宽

从内侧放松因为习惯咬紧牙关而变得僵硬的肌肉

再加上脸部按摩

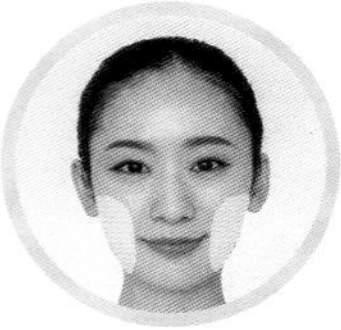

一旦养成不知不觉地用力咬紧臼齿的习惯，咬肌等脸颊的肌肉就会变得很僵硬，导致骨头歪斜，腮帮子向外隆起，所以要放松紧绷的脸颊。

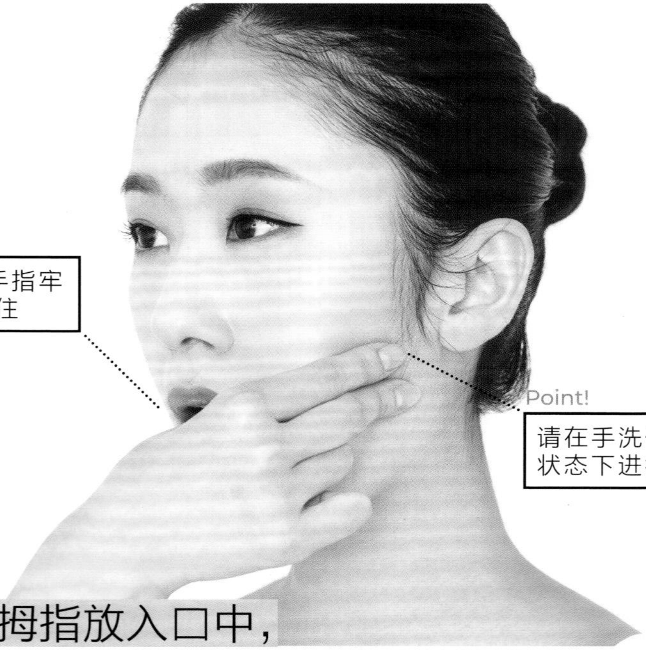
Point!
用3根手指牢牢地夹住
Point!
请在手洗干净的状态下进行

1 把大拇指放入口中，用两根手指抓住脸颊

把右手的大拇指放进左脸颊内侧，食指和中指靠拢，放在外侧，夹住脸颊的肌肉。感觉像是要抓住张嘴闭嘴时动到的肌肉。

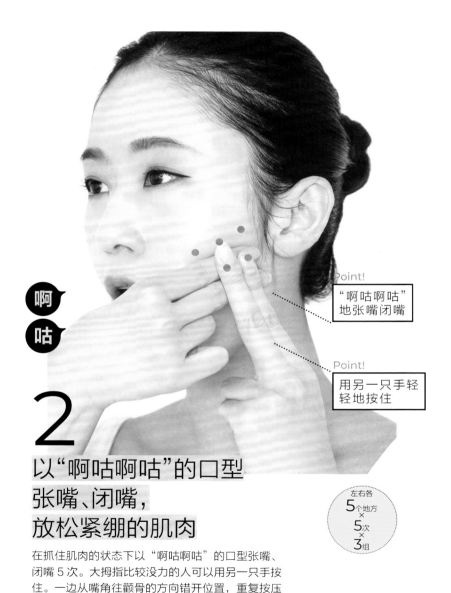

啊咕

Point!
"啊咕啊咕"
地张嘴闭嘴

Point!
用另一只手轻
轻地按住

2

以"啊咕啊咕"的口型
张嘴、闭嘴,
放松紧绷的肌肉

左右各
5 个地方
×
5 次
×
3 组

在抓住肌肉的状态下以"啊咕啊咕"的口型张嘴、
闭嘴 5 次。大拇指比较没力的人可以用另一只手按
住。一边从嘴角往颧骨的方向错开位置,重复按压
5 个地方,另一边也以同样的方式进行。

颈纹

放松紧绷的颈部，以免颈部的气血不畅

头部的紧绷会传到颈肩，导致骨骼不正、姿势不良，还会养成缩着下巴的坏习惯，导致颈部气血不畅，很容易长皱纹。所以请放松头部，不要弯腰驼背。

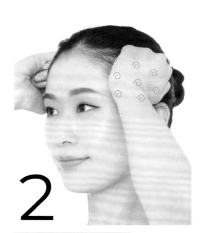

1 用指腹从额头按摩到头顶

颞顶肌与帽状腱膜连接着全身的肌肉，所以请先放松这些部位的紧绷。指腹贴着头皮，从发际线以微微振动的方式按摩到后脑勺。

2 用拳头按摩头部两侧

以放松骨头的方式用拳头对头部两侧施加压力。水平握拳，将平坦的那一面贴在头部两侧，以画小圆的方式从发际线按摩到耳朵后方。

各
10秒

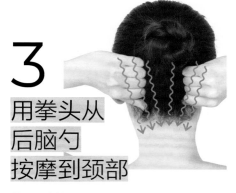

3 用拳头从后脑勺按摩到颈部

从后面支撑头部的后脑勺一旦紧绷，就会变成往前倾的姿势，所以请彻底地放松。垂直握拳，放在耳朵后面，一路按摩到颈部。

1

用食指和中指往左右两侧按摩

侧着头，把食指和中指贴在凸出的肌肉（胸锁乳突肌）上，小范围地左右移动，以加压的方式按摩。分成 5 个地方一路按到锁骨。左边用右手，右边用左手进行按摩。

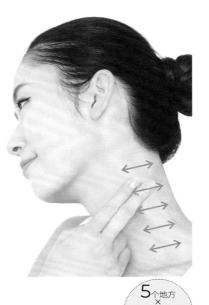

5个地方
×5次
×3组

2

涂抹精油，促进颈部的淋巴循环

将按摩用的精油涂抹在颈部，将食指与中指的指腹贴着胸锁乳突肌，从耳朵后面以滑动的方式按摩到锁骨。另一边也以同样的方式进行。

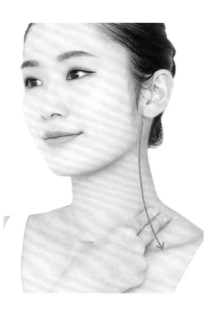

村木式

"头部按摩"Q & A

一天当中什么时候做最有效?

A 什么时候都可以做

效果不会因为什么时候做而有所差别。在发现头部紧绷或脸部松弛的时候就做。例如早上化妆前,可以消除浮肿,应该也比较容易上妆。睡前进行"头部按摩"可以放松心情,更容易入睡。请选一个每天都能做的时间,持之以恒地进行。

要以多大的强度来进行"头部按摩"?

A 请以痛得很舒爽的力道来进行

因为想刺激到深层的肌肉,请彻底地施加压力,而不只是轻揉表面。痛得很舒爽的力道最为理想。如果觉得很痛,可能是因为头太紧绷,所以请一点一点地放松。建议力气不够大的人可以改用拳头平坦的那一面,会比用指腹按压更有效。

深层按压肌肉的技巧在于?

A 重点在于指尖要感觉到骨头

肌肉附着在骨头上,所以为了按摩到深层部位,重点在于指尖要感觉到骨头。头或脸的肌肉不厚,所以很容易找到摸到骨头的感觉。不妨以细微振动的方式按摩,感觉像是要拨开附着在骨头上的肌肉。

1

\\ 村木式 //

"头部按摩"

可改善
白发、脱发问题

若想让美丽的花朵盛开，土壤至关重要；若想
拥有一头美丽丰盈的秀发，让头皮处于健康的
状态也至关重要。请养成"头部按摩"的习惯，
以防止白发、脱发问题，并重新审视保养头发
的方法，让自己拥有一头连背影也令人惊艳不
已的秀发。

头部太紧绷是造成白发、脱发的原因之一。请及早面对，让秀发永远柔亮有光泽

据说三十五岁是头发直线走下坡的分水岭。白发及脱发、毛糙分叉、乱翘、发量稀疏……与头发有关的烦恼会随着年华老去愈来愈多。利用可以按摩到深层肌肉的"头部按摩"来改善紧绷及血液循环不良的问题，保持头皮健康是让秀发美丽又有光泽的不二法门，没有别的捷径。

人为什么会长出白头发，目前还没有定论，据说原因之一是让头发漆黑柔亮的黑色素细胞分裂得没那么顺畅了。为了活化长出头发的细胞，关键在于促进血液循环，让营养遍布到每个毛囊。

担心脱发问题的人，不妨重点放松因为没有肌肉，所以血液循环很容易停滞的头顶和两侧。头部两侧一旦绷得太紧，就会拉扯头皮，导致毛囊与毛囊之间的距离变大，让头发看起来很稀疏。

头发乱翘的原因在于头皮松弛。如果头部太紧绷、头皮太松弛，毛囊就会变形，导致头发失去光泽，毛糙分叉还乱翘。这些问题也可以经由"头部按摩"来解决。

不妨也重新审视洗头及吹头发的方法，目标是拥有比年轻时更柔亮有光泽的秀发。

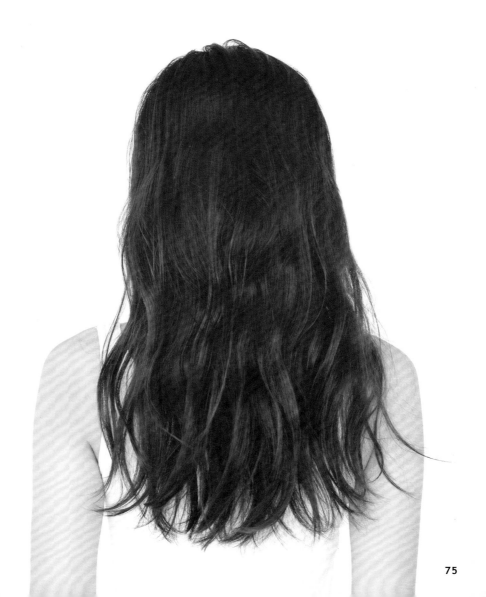

"头部按摩"
可预防
白发、脱发

即使使用了昂贵的生发剂，头发还是很稀疏，一点效果也没有。
不如放松头盖骨，以在头皮上"耕田"的手法缓解头部的紧绷，
促进血液循环，以长出丰盈蓬松的头发与健康的头皮为目标。

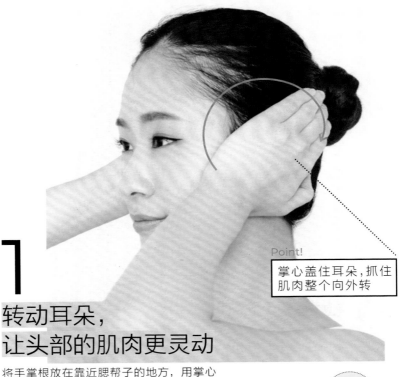

Point!

掌心盖住耳朵，抓住
肌肉整个向外转

1

转动耳朵，
让头部的肌肉更灵动

将手掌根放在靠近腮帮子的地方，用掌心
盖住耳朵，手的位置不动，转向后方，感
觉像是提起往前面垮的肌肉。缓解与头部
两侧相连的脸颊和耳朵的紧绷。

10
秒

76

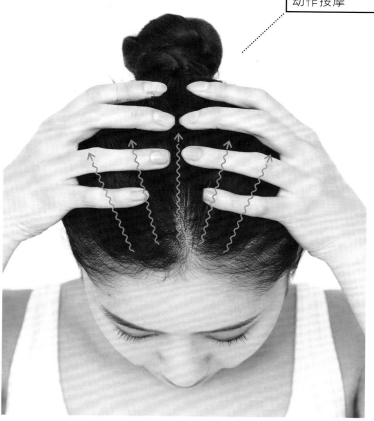

Point!

从发际线往后脑
勺以"之"字形的
动作按摩

2 放松额肌
与帽状腱膜

10
秒

将指腹贴在头皮上，以 1 ~ 2 mm
的间隔移动，仿佛要把筋膜从头盖
骨上扯下来似的放松。手指的位置
从发际线一路按到后脑勺，可以消
除头顶的紧绷。

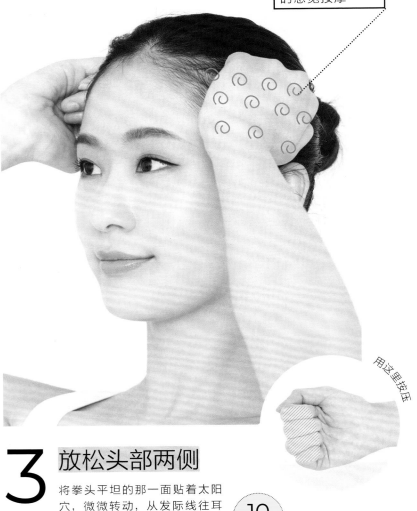

Point!

不是摩擦头皮，
而是以抓住骨头
的感觉按摩

用这里按压

3 放松头部两侧

将拳头平坦的那一面贴着太阳穴，微微转动，从发际线往耳朵后面按摩颞肌。细致的动作像是要拨开紧紧粘在骨头上的肌肉。

10秒

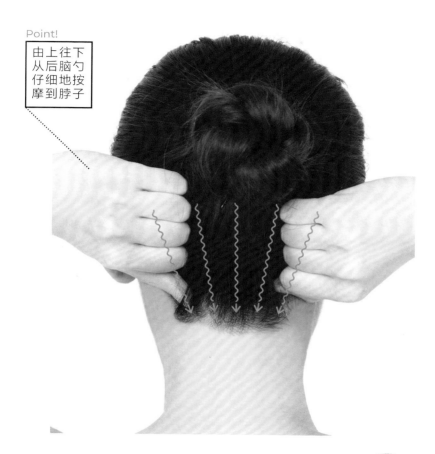

Point!

由上往下
从后脑勺
仔细地按
摩到脖子

4 放松枕肌至颈部

拳头平坦的那一面贴在耳朵后面的后脑勺上，以 1 ~ 2 mm 的间隔移动，放松后脑勺。一路按到头盖骨和脖子的交界处，可以促进血液循环。

10秒

用梳子按摩头部
也有助于改善
白发、脱发问题

用梳子适度地给予刺激也具有促进头皮血液循环的效果，建议大家多做。只要在洗头前先用梳子按摩，就能梳掉附着在毛囊及发丝上的污垢，头发也能洗得更加干净。

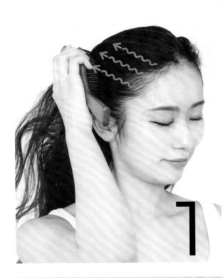

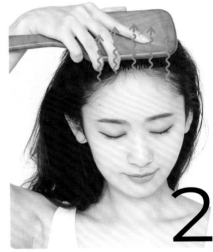

以"之"字形的动作梳开
耳朵上方的头发

请在头发干的状态下进行。梳开打结的发尾后，再用梳子从头部两侧往后以"之"字形梳开。

从发际线
往后梳开

头顶也要从发际线往后脑勺梳开。利用逆着毛流梳开的方式，也比较容易让毛囊的污垢"跑"出来。

3

用梳子按住头顶画"の"

头顶很容易血液循环不畅，可以把梳子压在头顶上画"の"，彻底地给予刺激。请一面改变位置，一面按摩整个头顶。

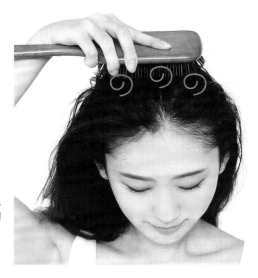

4

由上往下顺着淋巴液流动的方向梳头

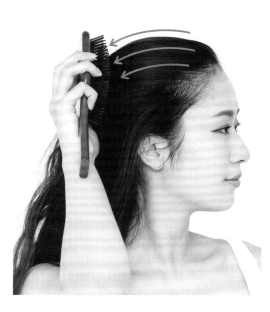

最后再从额头的发际线梳到后脑勺下面的发际线，以促进淋巴循环。从头顶梳到后脑勺后，再从头部两侧梳到后脑勺，不放过任何一个角落。

用梳子的柄按压穴位也很有效

头部有很多能改善肩膀僵硬或眼睛疲劳、血液循环不畅的穴位，所以重点加压的话可以使人变得神清气爽。请使用前端圆圆的梳子。

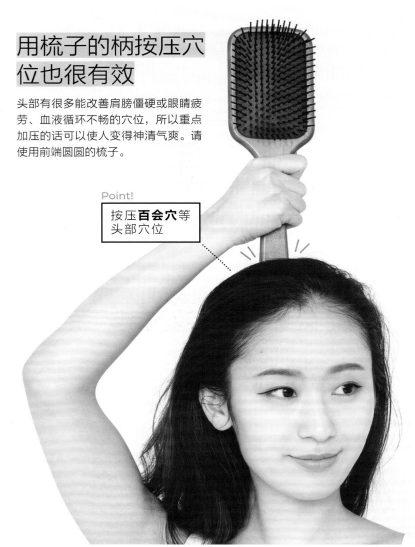

Point!

按压**百会穴**等头部穴位

※ 穴位的位置请参照 PART 4（P95 ～ P104）。

请使用头皮专用的梳子

用梳子按摩头皮时建议选择比较有弹性、梳齿的密度没有那么高的梳子。兽毛或造型用的梳子不太适合用来呵护头皮，所以请买一把专用的梳子来按摩头皮。

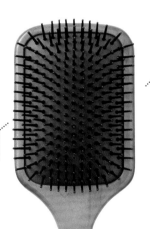

Point!

前端圆圆的

Point!

比较有弹性

Point!

面积比较大

梳面有气孔，按压头皮时会发出"噗咻"的声音。面积比较大，握柄也比较长，所以很容易保养。

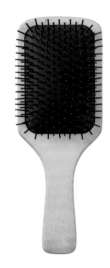

线圈状的梳子能促进头皮的血液循环，可以在梳头发的同时按摩头皮。

很有弹性，能给予头皮舒服的刺激。梳子的面积很大，梳一次就能按摩到相当大的范围。

改变洗头的方法

也能改善
白发、脱发问题

为了改善头皮环境，培养健康的发丝，要把重点放在清洗头皮而不是头发上。仔细地洗干净头皮，再顺便冲干净头发就够了。重点在于多把时间花在第一次清洁与冲洗上。

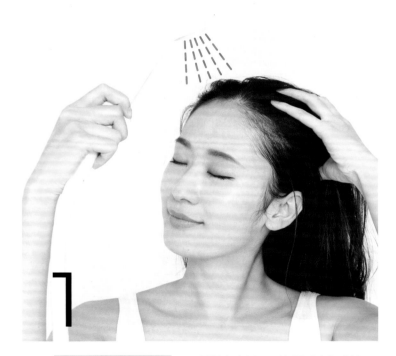

1

用温水进行
第一次清洁，
冲掉污垢

用温水（38～40摄氏度）冲掉附着在发丝上的灰尘及皮脂。只要边揉搓头皮，边彻底冲洗内侧，就能洗掉七八成的污垢。

洗发水请先稍微揉搓到起泡，再抹到头皮上

不要直接把手上的洗发水抹到头皮上或用发丝揉搓至起泡。请先在手上揉搓起泡，再抹到头发上，倒也不需要像洁面乳那样搓出丰盈的泡沫。

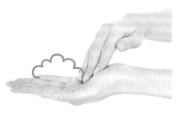

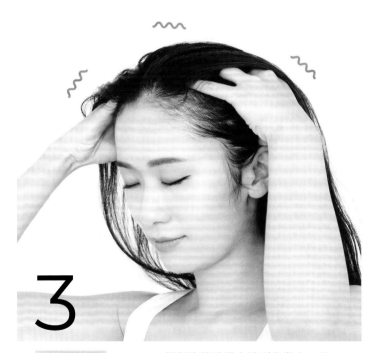

用指腹揉搓洗净整片头皮

把起泡的洗发水抹到头发上，用指腹按摩头皮，让泡沫均匀地分布在整片头皮上。请温柔地揉搓洗净，不要用指甲抓。

4

再配合放松头部
(P76~79)的按摩法

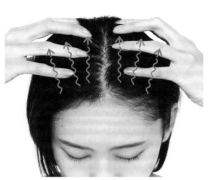

在血液循环变通畅的状态下，再配合"头部按摩"。即使没有时间，也能在洗头的同时顺便放松一下头部，还能消除疲劳。

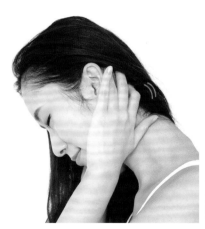

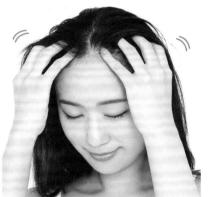

5
仔细地洗干净
很容易忽略的
发际线、后脑勺、
耳朵后面

发丝长得很密集的后脑勺有很多经常洗不干净的地方。发际线和耳朵后面很容易累积污垢，所以要提醒自己洗干净，也可以事先决定好洗头的顺序。

6

伸入手指，
彻底地冲洗干净

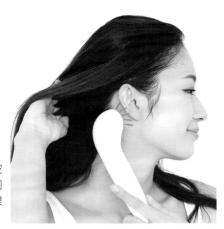

将手指插入发丝内侧，边揉搓头皮边冲洗干净。瘙痒或有味道都是因为没冲干净。耳朵后面及后脑勺很容易冲不干净，请特别注意！

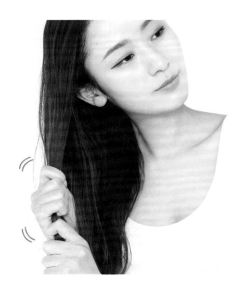

7

润发的时候
要一撮一撮地
抹上润发乳

修复毛鳞片、具有保湿效果的润发乳绝对不能沾到头皮。将其涂抹在头发中间至末端，再一撮一撮地轻轻揉搓，好让头发吸收。

8

隔几分钟再冲掉

等到每根发丝都吸收了润发乳，再静置2～5分钟，让头发吸收。然后用温水冲干净，直到感觉不再滑滑的为止。

重新审视
吹头发的方法,
就能拥有丰盈柔亮的秀发

可以用吹风机及造型来改善与年龄一起变得令人愈来愈在意的毛糙分叉或卷翘、发量稀疏等问题。请以竖起发根的方式吹干,再用拉直头发、均匀热风的方式来吹出光泽。

☑ 避开分线,将头发拨 向左、右两边,把发根吹干

从与平常的分线反方向撩起头发,用暖风吹干发根。往左、右两边轮流撩起头发,以竖起发根的方式把头发吹蓬松。

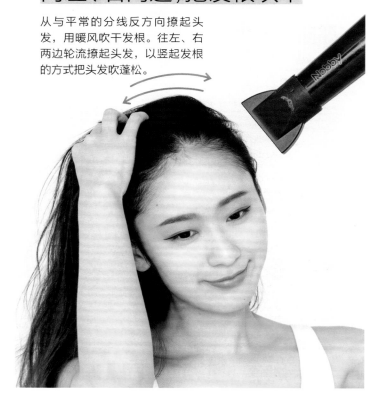

☑ 轻轻地拉直发丝，吹出光泽

吹到八九分干后，轻轻地抓住发尾，从斜上方用吹风机的暖风吹顺头发。顺着吹可以修护角质层，制造光泽感。

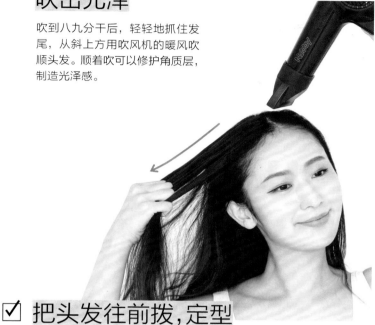

☑ 把头发往前拨,定型

如果是短发到中长发，把头发从后面往前拨加以吹干的话，发型就会顺着圆圆的头型呈现。发丝会轻轻柔柔地落在脸的周围，还能让脸看起来比较小巧。

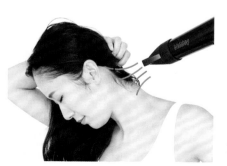

☑ 对着脖子吹暖风，促进血液循环

使吹风机与脖子保持 15 ~ 20 cm 的距离，用暖风吹热脖子，可以缓解脖子的紧张、促进血液循环，还能改善头部僵硬的问题。借此将头皮调理成可以长出健康发丝的环境。

为大家介绍村木式"自我保养法"

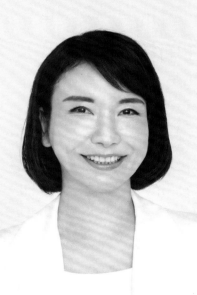

『我在几年前接受了乳腺癌的治疗，从那时起头皮和头发就变得很糟』

头发会跟年龄一起变细变稀疏，还会失去光泽，但是拜平常充分地进行自我养护所赐，我的头发得以保住丰盈与光泽，因此我比任何人都深刻地感受到每天进行"头部按摩"的重要性。

　　在我得了乳腺癌，接受放射线治疗之后，我开始踏上自我养护之路。身体上出现了各种不舒服的症状，头皮和头发也有很多状况，因为没有接受抗癌的药物治疗，头发不至于掉得很夸张，但是出现了以往从未见过的大量头皮屑，发量减少，头发变细，卷翘的头发也变多了，感觉自己一下子老了好几岁。无论是身为美容师还是身为女性，我都受到相当大的打击。

　　当体力恢复到一定程度后，我开始用自己研发的"头部按摩"来保养自己。除了放松紧绷的头部、促进血液循环外，我也重新审视饮食、睡眠、运动等生活习惯，头皮的状态逐渐得到改善，发丝也恢复了柔亮丰盈，我甚至觉得现在的状况比生病前还好。当然，我也合并"脸部按摩"来进行脸部的调养，所以皮肤的状态也变好了。

　　我通过自己的经验，体会到只要持续、认真地保养，即使是损伤得很严重的发丝或头皮也会恢复光彩。当然了，有没有效果、有多大的效果会因为不同的条件而不同。然而，不要因为"毕竟上了年纪"就放弃，请试试"头部按摩"，并且持之以恒，说不定能恢复到跟年轻的时候一样。运气好的话，变得比年轻的时候更漂亮也不是不可能的事。

如何让头皮和头发
恢复健康

☑ 每天的头皮按摩

我从生病前就每天都进行自我养护，生病后更仔细地放松头部，促进血液循环，努力打造良好的头皮环境，便于长出健康的头发。除了洗头及夜间的保养时间外，还会抓紧时间利用空当进行"头部按摩"。

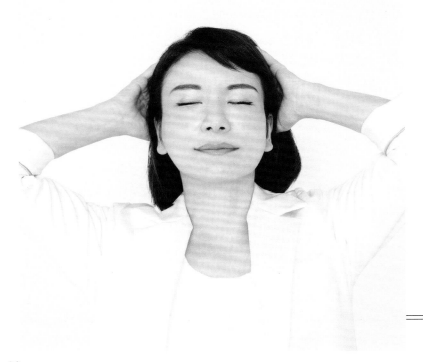

☑ 提醒自己要摄取蛋白质、维生素B族

头发主要由蛋白质构成，所以请积极地摄取蛋及豆类、红肉、鱼等优良的蛋白质。此外也要从饮食方面好好地补充有助于促进蛋白质合成与代谢的维生素 B 族、促进血液循环的维生素 E，避免会让头皮糖化或氧化的甜食和油腻的食物。

☑ 再忙也要睡饱

醒着的时间愈长，表示头部处于紧张的状态愈久。睡眠时会分泌有助于消除疲劳、修复细胞的生长激素，所以睡眠对于调整头皮环境也很重要。为了睡得好，也可以加上助眠的香薰精油或含有褪黑激素的营养补充品。就寝前一小时就关掉手机，彻底放松。

☑ 定期上健身房活动身体

为了促进头部的血液循环，活动身体，让全身的气血都循环得更好也是不可或缺的要素，所以我会定期上健身房接受专业教练的一对一训练。去完健身房不妨顺便去躺一下氧气舱，能消除身体及头部的疲劳。

我爱用的护发产品

以下给大家介绍的是我爱用的护发产品，不过我会配合季节及当时的发质状态换着用。为了维持健康的头皮及具有弹性、光泽的头发，我推荐以下这些产品。

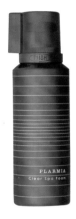

洗发水&润发乳

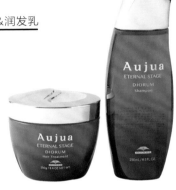

碳酸洗发水可以让污垢浮出毛囊，促进头皮的血液循环，还能防止女性的老人味问题。

在美容院的推荐下开始使用的产品。随着年纪增长而开始失去朝气的头发也恢复了弹性，变成了丰盈柔亮的秀发。

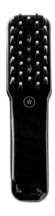

头皮养护

梳子会释放出低周波，利用舒适的刺激来放松僵硬、紧绷的头部，也能用在脸和身体上，有助于缓解全身的紧张。

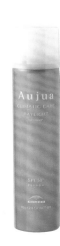

头发的抗UV产品

头皮和发丝都会受到紫外线的伤害，所以一年四季都必须防晒。喷雾式的产品很好用。

PART 4

"按压头部的穴位"

可以让身心处于
平静安稳的状态

肩膀酸痛及头痛、心浮气躁、热潮红……随着
年龄的增长，这种身体上或心理上的小毛病总
会愈来愈多。"按压头部的穴位"也是一个很
有效的自我调理方法。只要按住一个点就好，
所以随时随地都能做。

"视线模糊""心浮气躁"等情况算不上生病，但仍表示身体或心理的状况不佳。为了消除与年龄一起增加的各种不舒服的问题，建议大家按压穴位。精气神流经的通道称为"经络"，经络上有很多被称为"经穴"的穴位，可以通过刺激这些穴位以促进血液循环，提高自愈力。

头部大约有 50 个穴位，按摩这些穴位有助于改善脱发或头痛、肩膀酸痛、眼睛疲劳等主要出现在头上或脸上的症状。最为人所熟知的莫过于位于头顶正中央的"百会穴"，其具有改善自律神经失调、头痛、眩晕等症状的作用。感觉压力很大的时候按一按头顶，就能变得神清气爽。

除此之外，还有好几个可以缓和不舒服症状的穴位，本书将为各位介绍有助于解决大部分成熟女性烦恼的穴位。

只要按住一个点即可，所以就算头发做了造型也没关系。在地铁上、工作的空当，就连在咖啡馆的时候都能按压，不用在乎旁人的目光，一旦觉得不舒服就可以按一下。

头部有很多调理自律神经的穴位，多按按，不只是身体，就连心情也会充满活力

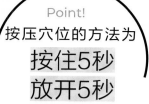

按压穴位的时候，重点在
于要跟放松头部一样使用
指腹，慢慢地垂直施加压
力。边吐气边按 5 秒，再
慢慢地放开 5 秒。力气不
够大的人也可以弯曲手指，
用关节或是前端圆圆的梳
子握柄来按。请选择不会
伤害到头皮的梳子。

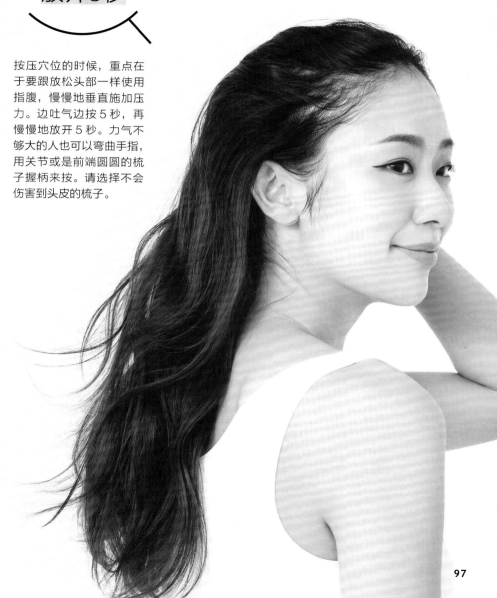

肩膀酸痛

"风池穴"有助于缓和因为脖子前倾
而导致血液循环不良的肩膀酸痛

按压可以消除眼睛疲劳、促进脖子血液循环的"风池穴"，有助于改善肩颈僵硬的状况。用大拇指施加压力，慢慢地往上按压。

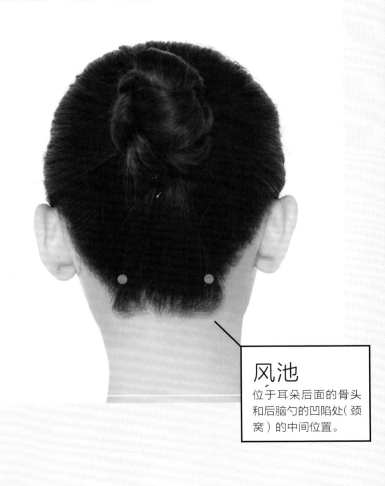

风池
位于耳朵后面的骨头和后脑勺的凹陷处（颈窝）的中间位置。

02

头痛

"通天穴"可以改善头部闷痛的问题，还有预防脱发的效果

用中指按压长在头顶的"通天穴"，可以消除因为脖子紧绷僵硬而导致的头痛，还能促进头皮的血液循环，所以也有预防脱发的效果。

通天
从瞳孔上方的发际线往后 4 ~ 5 根大拇指距离的穴位。

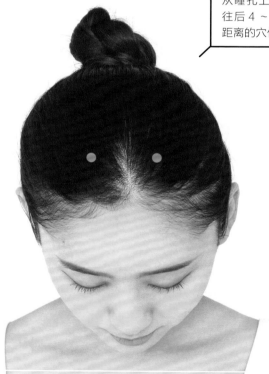

03

眼睛疲劳

因血液循环不良而引起的视线模糊及偏头痛也能靠按压"颔厌穴"解决

用来调理整天盯着手机或计算机，因为压力导致的紧绷僵硬的双眼。不妨用中指慢慢地施加压力，以消除紧张。

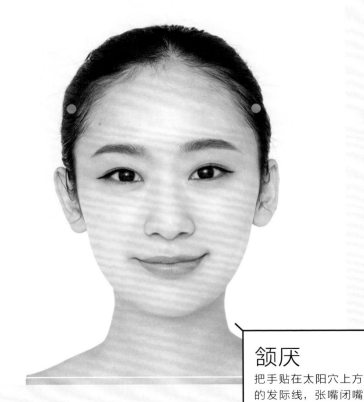

颔厌

把手贴在太阳穴上方的发际线，张嘴闭嘴时会动的地方。

⓪4

耳鸣

刺激"**角孙穴**"可以改善因为头部紧绷而引起的耳鸣

引起耳鸣的原因非常多，按压"角孙穴"对于改善因为头部紧绷造成的症状很有效，还能促进淋巴循环。

角孙

耳朵折叠时，位于耳朵最上面的地方。

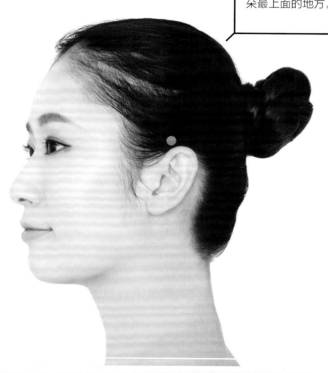

05

热潮红

调理自律神经的"**百会穴**"可改善手脚冰冷、头脸燥热的状况

热潮红是更年期的症状之一，原因在于自律神经失调。万能穴位"百会穴"可以让心情平静下来，但又不至于过于沮丧。

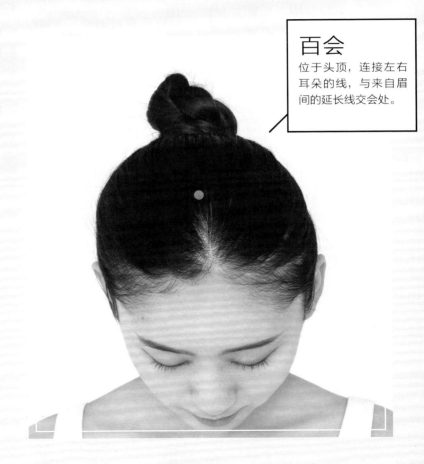

百会

位于头顶，连接左右耳朵的线，与来自眉间的延长线交会处。

06

心浮气躁

刺激"天柱穴"来消除容易出现在后颈部的精神疲劳

后颈部的"天柱穴"对于消除因为压力或疲劳而导致的心浮气躁很有效。可以放松紧绷的颈部，促进血液循环。

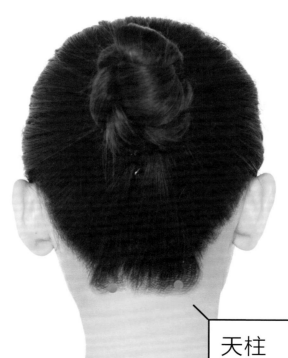

天柱
与后脑勺的凹陷处（颈窝）约两根手指距离的外侧。

07

情绪低落

利用"神庭穴"来改善情绪不稳定或失眠问题

"神庭穴"具有缓和心浮气躁及不安、情绪低落的作用。
同时推荐给自律神经失调、睡不着的人。

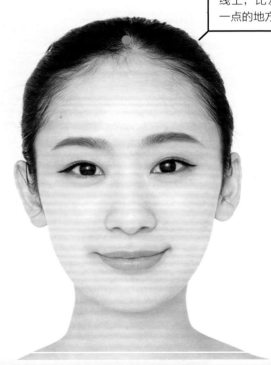

神庭

位于双眼之间的延长线上，比发际线再高一点的地方。

放松僵硬的背部和颈部
有助于提升

"头部按摩"的效果！

不正确的姿势也是造成头部紧绷的主要原因。
缓解颈部和背部的紧张，就能预防头部紧绷。
有很多人不知道自己已经很僵硬了，所以请养
成每天保养的习惯，也会大幅提高"头部按摩"
的效果。

只要放松背部和颈部，头部的紧绷就能立刻获得改善

为了提高"头部按摩"的效果，建议放松颈部及背部。在美容沙龙按摩时，只要放松颈部和背部，头部就会变得轻松，脸部也会跟着紧实的案例屡见不鲜。

太专心玩手机或用计算机的话，下巴会往前凸出，导致连接后颈及肩膀的肌肉被拉得太紧，变得硬邦邦。如果背部的肌肉再继续往前拉，动作就会变得迟钝，相连的颈部或头部的肌肉也变得僵硬，导致脸部松弛。

人在活动的时候很少会主动用到背部，手也很难摸到，所以背部是很难照顾的部位。等到反应过来的时候，通常已经是很严重的状态了，例如已经绷得太紧、肩胛骨动不了、肩膀抬不起来等。请务必借这个机会有意识地活动背部。

头和颈部、背部的肌肉是相连的，所以在进行"头部按摩"前先放松背部也比较容易消除头部的紧张。如果背部的动作够灵活，也能提升从背后提拉脸部的力量，还能消除肩膀的酸痛，胸腔也会打开，姿势自然会变得端正，好处多多。请配合"头部按摩"，养成放松背部和颈部的习惯。

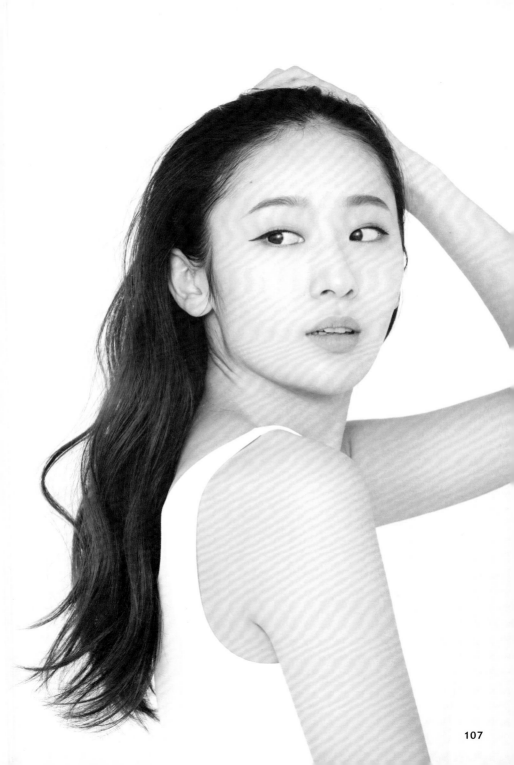

首先请 放松颈部

一旦驼背，头往前倾，原本应该形成圆弧状的脖子就会被拉直，变得僵硬，无法分散头的重量，对颈部造成相当大的负担，很容易导致颈部紧绷。淋巴系统也会出现堵塞，所以请好好地放松颈部。

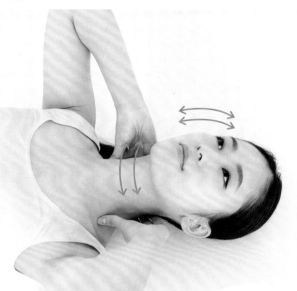

双手夹住脖子，"嗯嗯"地上下点头，"不不"地左右摇头

仰躺，保持肌肉不出力的姿势，双手夹住脖子，大拇指贴着靠近锁骨的胸锁乳突肌（头侧向一边时会隆起的肌肉），剩下的手指伸向后方。大拇指按住胸锁乳突肌，"嗯嗯"地上下点头，"不不"地左右摇头。从上到下以同样的方式依序按遍5个地方。

5个地方
×
各5次
×
2组

放松背部1

由于手不容易够到背后，因此以下为各位介绍用网球刺激肌肉深处的方法。借由放松肩胛骨四周，让颈部及头部的肌肉都能得到放松。

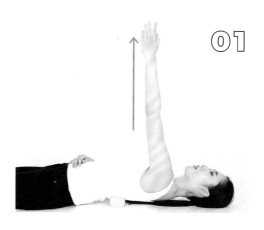

01

仰躺，把网球放在肩胛骨边缘

双腿屈膝，踩在地上，仰躺，把硬式网球放在一边的肩胛骨边缘，手臂往正上方伸直。

02

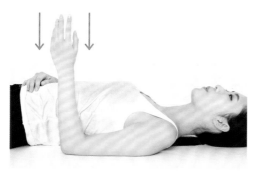

收回手肘，刺激肩胛骨四周

手肘贴着身体，夹紧腋下，将手肘笔直地往下拉，给予肩胛骨深层刺激，借此放松肩胛骨。移动网球的位置，左右各放松4个地方。

左右
4个地方
×
3次

放松背部 2

感觉背后很紧、很不舒服的时候，可以马上利用墙壁做伸展操。伸展整个背部，给予肩胛骨恰到好处的刺激，因此也很适合在办公桌前久坐的人来做，转换一下心情。

双手撑着墙壁，屁股翘起来，伸展背部

站得离墙壁远一点，双脚打开与肩同宽，双手撑着墙壁。屁股翘起来，伸直手肘，伸展到背部几乎弯成倒 C 字形，停留 10 秒。这时脸要面向墙壁，不要看着地上。

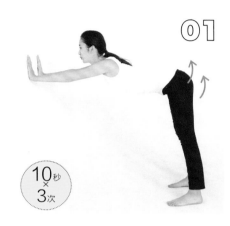

01

10秒
×
3次

02

脸面向墙壁，轮流下压左右两边的肩膀

放松背部后，右肩往下压，伸展 10 秒。再继续放松，左肩往下压，伸展 10 秒，重复以上的动作。

左右
10秒
×
3组

放松背部 3

为了改掉肩膀朝向内侧缩成一团的姿势，不妨做点伸展腋窝、打开胸口的伸展操。可以缓解手臂到肩胛骨的紧张，肩膀酸痛的症状也会好转。

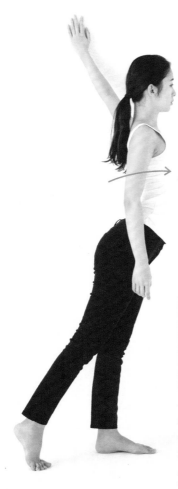

左右
10秒
×
3组

站得离墙壁远一点，单手贴着墙壁，脚往前跨一步，身体往前倾

伸直左手，贴在墙上，左脚往前跨出一步，身体站稳，往前倾，从手臂到腋下用力地伸展 10 秒。重点在于伸展的时候脸要朝向正前方，背挺直。右侧也以同样的方式伸展。

村木式

"头部按摩" Q & A

Q

不需要涂抹头部按摩油之类的东西吗？

A 村木式头部按摩是垂直地施加压力，所以基本上不需要

不同于促进淋巴循环的按摩手法，村木式头部按摩是针对深层的肌肉加以放松的，所以头和脸都不需要涂抹有助于润滑的按摩油或乳液。唯一的例外是按摩脖子到锁骨的淋巴（P37）时，请先涂抹助滑的按摩油再做。

Q

有没有什么时候不能做"头部按摩"？

A 请避开头痛或发热的时候

身体不舒服的时候请不要勉强自己，好好休息。同时要避开头皮或脸部皮肤发炎或发热、红肿的时候。肩颈酸痛时进行"头部按摩"可以缓解紧绷的状态，所以请务必一试。此外，如果在孕期中，身体的状况还不错的话，也可以按摩。

Q

有没有更有效的方法？

A 首先请每天坚持做

只做一次就能见效，可是为了要保持这种状态，请把它当成生活的一部分，每天执行。坐着可以做，站着也可以做，但是最好保持背挺直、面向前方的状态，在放松的情况下进行，切勿屏住呼吸。

112

养成不让
头部紧绷的
生活习惯

因为玩手机而用眼过度，导致睡眠时间不充
足是现代社会人们无法避免的状况，所以头
部很容易紧绷。因此应学会如何在不让头部
紧绷的前提下使用身体，让自己尽量处于放
松的状态也很重要。

只要改掉『让头部紧绷的习惯』，脸就会焕然一新，身体也就舒畅了！

　　我自己每天都会做"头部按摩"，提醒自己要过"不让头部紧绷"的生活。以下将告诉大家我在美容沙龙及演讲上说过的，生活中需要多加留意的地方，只要改变想法，脸和头发，还有心情都会变得更有活力。

　　特别希望大家注意看手机或计算机的姿势，头部紧绷往往来自不良的姿势，所以请养成用头部及肩颈不容易紧绷的姿势来使用手机或计算机的习惯。

　　此外，也要留意睡眠环境，其实有很多人是在睡觉的时候落下了头部紧绷的病根。如果在神经或肌肉紧张的状态下睡着，不仅无法消除头部及身体的紧绷，还会变得浅眠，导致睡眠不足或心浮气躁，结果头部更紧绷了，陷入恶性循环。重点在于要重新审视睡眠的姿势，打造一个容易入眠的环境。

　　另外，建议大家也可以养成利用做家务或工作的空当，或是利用坐车的时间来放松头部的习惯。以下将传授各位可以轻松完成，还能变得神清气爽的方法。

　　戒除坏习惯，养成有益身体的好习惯是消除头部紧绷、避免松弛或长出皱纹等"看起来显老信号"的不二法门。

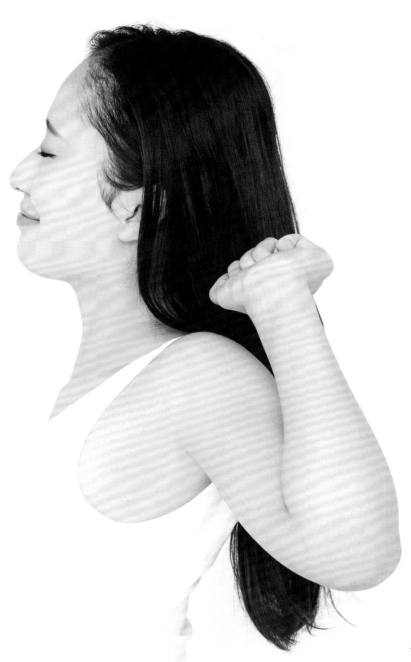

通过使用计算机及手机的『姿势』来消除头部紧绷

手机及计算机是生活中不可或缺的物件，很容易因此养成前倾姿势，但是只要别让脖子前倾，不仅能消除头部紧绷，就连肩膀酸痛也能消除。

☑ **站着用计算机**

站着用计算机，背肌就不容易缩成一团。请改用立桌，或者是在桌上摆一个小架子垫高，将屏幕调整到腰不至于弯得太低的位置。

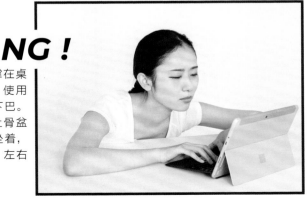

NG !

请不要把手肘撑在桌上，弯腰驼背，使用计算机时抬高下巴。坐着的时候，让骨盆直立，笔直地坐着，避免弯腰驼背、左右不对称的姿势。

☑ 没拿手机的那只手夹在腋下，扬起嘴角看屏幕

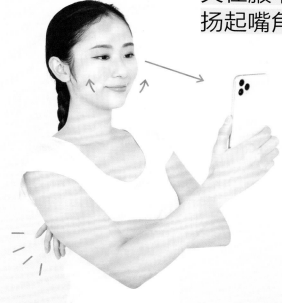

面朝下会对颈部造成负担，所以请把手机屏幕拿到略低于眼睛的位置。另一只手夹在腋下，支撑拿手机的那只手，保持这个姿势。扬起嘴角，预防嘴角下垂。

—— *NG !*

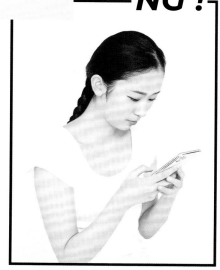

收下巴，面朝下盯着手机屏幕看，是经常可以在地铁上看到的画面，也是造成头部及颈部酸痛的原因。这不仅会使脖子变得僵硬，导致淋巴的循环变差，还会使脸浮肿。

『边工作边放松头部』
可防止头部紧绷

以下为各位介绍可以在工作的时候做的简单的「头部按摩」方法。借由经常放松头部，情绪也会变得更加积极，神清气爽。

☑ 用圆珠笔
按摩头部

用圆珠笔或签字笔的尾端对发际线或耳朵上方、后颈发际线处加以刺激，就能放松紧绷的部分，让自己神清气爽。也可以用尾端有橡皮擦的铅笔来按摩。

☑ 用椅背放松后脑勺
及颈部的肌肉

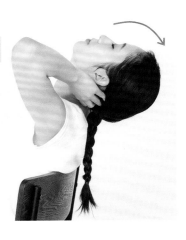

大拇指贴着胸锁乳突肌（P62），剩下4根手指放在颈窝，施加压力。靠在椅背上，利用头部的重量加压，不需要用力也能放松。

☑ 手肘撑在桌上，
放松紧绷的头部两侧

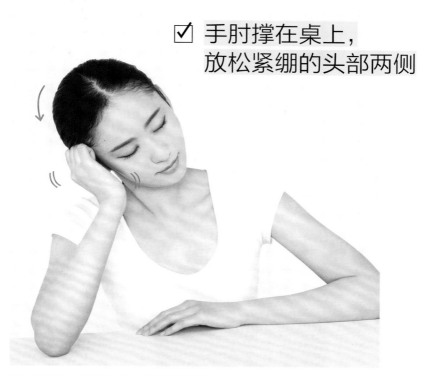

手轻轻握拳，平坦的那一面贴着头的侧面。手肘撑在桌上，
摆出想事情的姿势，刺激头部侧面。利用头的重量施加压力。

☑ 利用洗头或梳头的
时候按摩

仿佛要撩起头发似的把手插进发际线处的头
发里，用指腹从耳朵后面按压到脖子，此举
可促进血液循环，也具有放松的效果。

调整睡眠环境，利用睡眠时间放松紧绷的头部

明明睡了很久，起床的时候还是觉得很累的人肯定是因为睡觉时的姿势不正确，头和身体太紧绷，导致睡眠质量也很差，全身都不舒服，所以请特别注意。

☑ **用2条毛巾当枕头，调整到最适合自己的高度！**

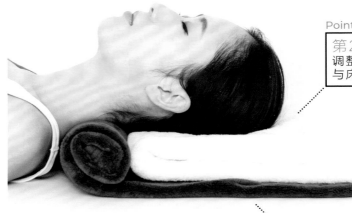

Point!

第2条
调整高度，使眉心与床板平行

Point!

第1条
把毛巾卷起来，填满脖子与床板之间的空隙

仰躺是比侧躺更理想的睡姿。重点在于脖子不要用力，让眉心与床板平行。建议用几条毛巾代替枕头，以便能细微地调整高度。请把第 1 条毛巾的一边卷成可以填满脖子与床板空隙的高度，另一边摊平，把头躺上去。第 2 条毛巾则垫在后脑勺下，将眉心调整到与床板平行。这么一来，肩颈、呼吸都很轻松，有助于熟睡。

NG！ 这样睡头会很紧绷！！

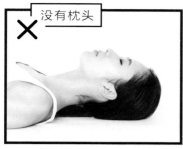

× 没有枕头

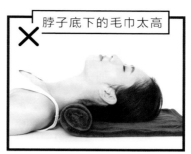

× 脖子底下的毛巾太高

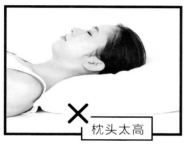

× 枕头太高

枕头太高、眉心未能与床板平行的话，脖子会不必要地用力，导致血液或淋巴的循环变差，头部紧绷。但如果不用枕头、脖子底下有空隙的话，肌肉会太紧张，导致头部紧绷，这样也不行。

如果是侧睡的人……

☑ **填满脖子、腰际、双腿之间的空隙**

脖子
调整到头的高度
与床板平行

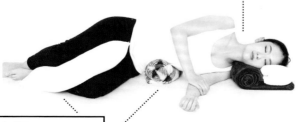

双腿之间
把抱枕夹在两腿中间，
腰部尽可能与床板平行

腰际
填满腰部与床板之间的空隙

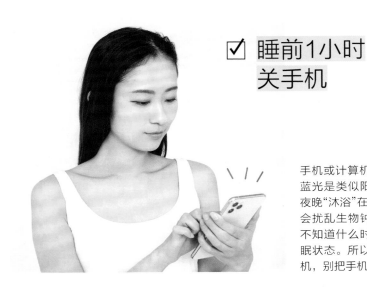

☑ 睡前1小时 关手机

手机或计算机屏幕发出的蓝光是类似阳光的强光。夜晚"沐浴"在这种强光下，会扰乱生物钟，导致身体不知道什么时候该进入睡眠状态。所以请提早关手机，别把手机带到床上！

☑ 睡前温热双眼

我们通过眼睛获取大量信息，醒着的时候难免用眼过度，导致眼睛周围的肌肉太紧张，所以不妨用加热过的毛巾温热双眼，可以舒缓紧张，进入放松模式。

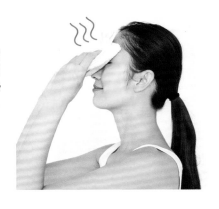

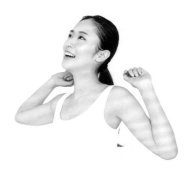

☑ 起床后立刻 沐浴在晨光下

就算睡觉的时间很不固定，也要尽可能定时起床，沐浴在晨光下。此举可以调节生物钟，还能促进褪黑激素的分泌，有助于调整夜间的睡眠节奏。

借助香薰精油的威力放松紧绷的头部

借由嗅闻自己喜欢的香味，调整自律神经，使之平衡，让身心同时得到放松，顺利地切换成由副交感神经做主，让身体进入准备睡眠的状态。除此之外还能消除大脑的疲劳，所以能自然缓解头部的紧绷，有助于睡得又香又甜。

不妨善用容易入眠、有助于提高睡眠质量的香薰精油。可以用化妆棉蘸取，放在枕边；，也可以倒点在睡衣的衣领上。

北海道冷杉是冷杉的一种，香味具有洗森林浴般的放松效果，能让呼吸变得平静轻柔。

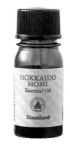

薰衣草及洋甘菊温柔的香味可以让身心处于放松舒缓的状态。滚珠瓶的包装非常好用。

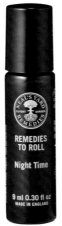

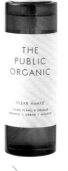

由依兰依兰与柑橘系精油混合而成，推荐给早上醒不来的人。

有助于熟睡的呼吸法

在脖子或胸口僵硬的情况下睡觉的话，呼吸就会不顺。请改用鼻子呼吸，有助于放松肌肉，让副交感神经「占上风」，就能睡得深，睡得熟，睡得香甜。

☑ 把手指放在肋骨间以放松紧绷的肌肉

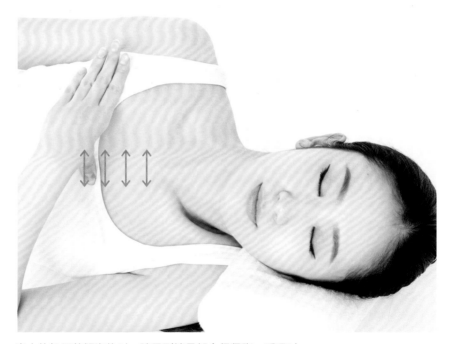

当人体处于前倾姿势时，脖子到锁骨都会很紧张，呼吸时需要用到的横膈膜就会变得不灵活。就寝前，放松紧绷的肋骨周围，让呼吸变得顺畅。侧躺时，将毛巾塞到身下进行调整，让头部呈直线。把大拇指放在肋骨的凹陷处，往两边移动，放松肌肉。左、右两边都要错开位置来做。

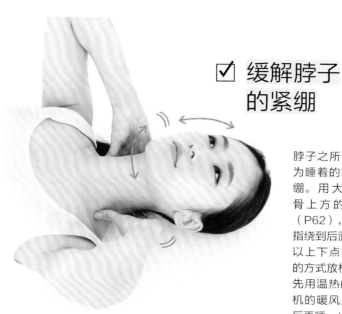

☑ 缓解脖子 的紧绷

脖子之所以紧绷，是因为睡着的时候头部太紧绷。用大拇指按住锁骨上方的胸锁乳突肌（P62），剩下四根手指绕到后面，夹住脖子。以上下点头、左右摇头的方式放松紧绷的部位。先用温热的毛巾或吹风机的暖风加热脖子，然后再睡，也很有效。

☑ 换成用鼻子呼吸

深呼吸有助于调整自律神经，让身体进入放松的状态。请提醒自己要深呼吸，用鼻子吐出体内的空气，再用鼻子吸气，慢慢重复这个动作，就能打开副交感神经的"开关"，让身体放松。

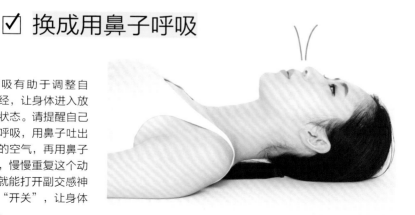

写在最后……

各位读者，非常感谢你们选择了这本书。

头部放松了以后，感觉如何？

头皮硬邦邦的动弹不得、头痛……是不是很多人都有这些困扰。即使是平常不觉得"紧绷"的地方，也在不知不觉间变得紧绷，甚至让紧绷变得理所当然。

请务必每天坚持进行"头部按摩"，持之以恒，你会觉得脸部往上提拉，压力消失不见了，就连表情也变得生动了。慢慢地，就连头发和皮肤的状态也从根本上好转了。几个月后，就连身边的人都会问你："你最近好像变漂亮了？"

肤质及发质随年龄增长而衰退是理所当然的一件事，可是只要持续进行有理论基础的保养，延缓衰老，恢复年轻时的耀眼光芒并非不可能的事情。

不管从几岁开始"头部按摩"都不会太迟，无论是外表、身体或头发，都一定会比刚开始的时候更美丽健康。所以请务必从今天就开始"头部按摩"吧，并将其视为每天的例行公事。

村木宏衣

图书在版编目（CIP）数据

整容级头部按摩：不打针、不动刀，徒手打造抗老脸 /（日）村木宏衣著；赖惠铃译 . — 北京：科学技术文献出版社，2023.3

书名原文：10 秒で顔が引き上がる 奇跡の頭ほぐし

ISBN 978-7-5189-9941-5

Ⅰ . ①整… Ⅱ . ①村… ②赖… Ⅲ . ①头部—按摩 Ⅳ . ① R454.4

中国版本图书馆 CIP 数据核字（2022）第 243725 号

著作权合同登记号　图字：01-2022-6346

10 秒で顔が引き上がる 奇跡の頭ほぐし

© Hiroi Muraki 2020

Originally published in Japan by Shufunotomo Co., Ltd.

Translation rights arranged with Shufunotomo Co., Ltd.

Through Bardon-Chinese Media Agency.

整容级头部按摩：不打针、不动刀，徒手打造抗老脸

责任编辑：王黛君　宋嘉婧　责任校对：张吲哚　责任出版：张志平

出　版　者	科学技术文献出版社	
地　　　址	北京市复兴路 15 号　邮编 100038	
编　务　部	（010）58882938，58882087（传真）	
发　行　部	（010）58882868，58882870（传真）	
邮　购　部	（010）58882873	
销　售　部	（010）82069336	
官 方 网 址	www.stdp.com.cn	
发　行　者	科学技术文献出版社发行　全国各地新华书店经销	
印　刷　者	天津丰富彩艺印刷有限公司	
版　　　次	2023 年 3 月第 1 版　2023 年 3 月第 1 次印刷	
开　　　本	880×1260　1/32	
字　　　数	60 千	
印　　　张	4	
书　　　号	ISBN 978-7-5189-9941-5	
定　　　价	52.00 元	